DIAGNOSTIC CLINIQUE

DES

ACCÈS ÉCLAMPTIQUES

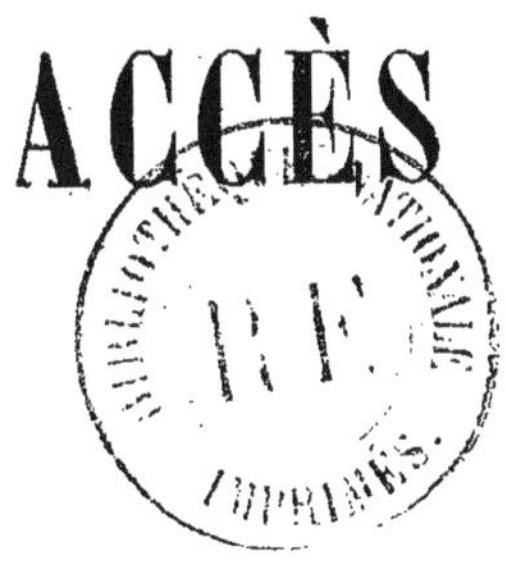

PAR

Le Dr L. THEUVENY

ANCIEN INTERNE DES HÔPITAUX
DE LA MATERNITÉ DE L'HÔPITAL SAINT-LOUIS
ET DE LA MATERNITÉ (BOULEVARD DE PORT-ROYAL)

PARIS
G. STEINHEIL, ÉDITEUR
2, RUE CASIMIR-DELAVIGNE, 2

1903

DIAGNOSTIC CLINIQUE

DES

ACCÈS ÉCLAMPTIQUES

DIAGNOSTIC CLINIQUE

DES

ACCÈS ÉCLAMPTIQUES

PAR

Le Dr L. THEUVENY

ANCIEN INTERNE DES HÔPITAUX
DE LA MATERNITÉ DE L'HÔPITAL SAINT-LOUIS
ET DE LA MATERNITÉ (BOULEVARD DE PORT-ROYAL)

PARIS
G. STEINHEIL, ÉDITEUR
2, RUE CASIMIR-DELAVIGNE, 2

1903

A MON PRÉSIDENT DE THÈSE

M. LE PROFESSEUR PINARD

MEMBRE DE L'ACADÉMIE DE MÉDECINE

A MES MAÎTRES DANS LES HÔPITAUX

1892-1893

M. LE DOCTEUR CHAUFFARD, médecin des hôpitaux.

M. LE DOCTEUR MERCKLEN, médecin des hôpitaux.

1894-1895

1895-1896

A LA MÉMOIRE DE M. LE DOCTEUR RENDU, médecin de l'hôpital

EXTERNAT

1896-1897

A LA MÉMOIRE DE M. LE DOCTEUR STRAUSS, médecin de l'Hôtel-Dieu.

1897-1898

M. LE DOCTEUR NÉLATON, chirurgien de l'hôpital Saint-Louis.

M. LE DOCTEUR LEGUEU, chirurgien des hôpitaux.

1898-1899

M. LE DOCTEUR HUCHARD, médecin de l'hôpital Necker.

M. LE DOCTEUR MOSNY, médecin des hôpitaux.

INTERNAT

1899-1900

M. LE DOCTEUR AUVARD, accoucheur des hôpitaux.

M. LE DOCTEUR BOUFFE DE SAINT-BLAISE, accoucheur des hôpitaux.

M. Le Docteur DÉMELIN, accoucheur des hôpitaux.

A la mémoire de M. Le Docteur BAUDRON, accoucheur des hôpitaux.

M. Le Docteur MUSELIER, médecin des hôpitaux.

M. Le Docteur BRAULT, médecin des hôpitaux.

1900-1901

M. Le Docteur NÉLATON.

M. Le Docteur LEGUEU,

1901-1902

M. Le Docteur J. LUCAS-CHAMPIONNIÈRE, chirurgien de l'Hôtel-Dieu, membre de l'Académie de médecine.

M. Le Docteur LEGUEU.

M. Le Docteur MAUCLAIRE, chirurgien des hôpitaux.

M. Le Docteur MICHON, chirurgien des hôpitaux.

1902-1903

M. Le Docteur PORAK, accoucheur de la Maternité, membre de l'Académie de médecine, membre du Conseil de surveillance de l'Assistance publique.

M. Le Docteur POTOCKI, accoucheur des hôpitaux, accoucheur-adjoint de la Maternité.

A mon Maître en anatomie M. le Professeur FARABEUF, membre de l'Académie de médecine.

J'ai voulu remercier tous ceux qui furent mes MAÎTRES *dans les hôpitaux, mais je désire cependant encore dire à M. le docteur NÉLATON toute la profonde reconnaissance que je lui ai, pour l'intérêt plus qu'amical qu'il n'a jamais cessé d'avoir pour moi, depuis le jour où je suis devenu son élève.*

INTRODUCTION

Le premier mot que l'on prononce, et cela sans hésitation, en présence d'une femme, aussi bien gravide, aussi bien parturiente qu'accouchée, prise de mouvements convulsifs, est celui d'éclampsie, ou d'accès éclamptiques.

C'est contre cette tendance immédiate et, pour ainsi dire, irraisonnée, que nous voulons réagir, non pas que nous espérions diminuer ainsi le nombre des éclamptiques, non pas que nous prétendions donner de nouveaux éléments de diagnostic, mais voulant simplement attirer l'attention sur la quantité assez considérable de maladies susceptibles d'être considérées et traitées comme cette auto-intoxication.

Cette confusion, irréfléchie assez souvent, se trouve aussi parfois raisonnée, et nous verrons dans le cours de ce travail des observations soigneusement prises, dans des services où l'on connaît bien l'éclampsie, porter comme en-tête accès éclamptiques, et auxquelles un examen macroscopique et microscopique ultérieurs viendront donner un démenti formel.

Nous avons voulu englober de plus dans le diagnostic clinique des accès simples pour ainsi dire, le diagnostic de leurs conséquences ou des phénomènes concomitants ; nous y avons donc ajouté le diagnostic des hémiplégies qui peuvent se présenter pendant la puerpéralité et le diagnostic des comas.

CHAPITRE PREMIER

HISTORIQUE

Avant les derniers travaux, les dernières observations, n'était-on pas étonné de ces cas dans lesquels tout le cortège de symptômes faisait dire attaque d'éclampsie, alors que, cependant, l'élément que l'on considérait comme indispensable (l'albumine) n'existait pas, et n'était-on pas sollicité d'en faire tout autre chose que de l'éclampsie, alors que plus tard aussi les lésions hépatiques types venaient en faire le diagnostic irréfutable.

Les définitions nombreuses qui ont été données de cet ensemble symptomatique, les noms sous lesquels on le classait autrefois sont bien aussi la preuve d'une hésitation dans le diagnostic comme dans la pathogénie.

La définition de Cazeaux: « Syndrôme caractérisé par des accès convulsifs dans lesquels presque tous les muscles de la vie de relation, souvent aussi ceux de la vie organique, sont convulsivement contractés, accès le plus ordinairement accompagnés ou suivis de l'abolition plus ou moins complète et plus ou moins prolongée des facultés sensorielles ou intellectuelles », est susceptible de s'appliquer à nombre d'accès convulsifs qui ne relèvent en rien de l'intoxication gravidique.

Il en est de même pour la définition de Charles : « L'éclampsie puerpérale est caractérisée par des attaques de convulsions généralisées, toniques et cloniques, accompagnées de perte complète de connaissance et suivies de stertor et d'un coma plus ou moins long. »

Ces deux définitions, ne tenant pas compte déjà de la pathogénie du syndrôme, non plus que de la variabilité de son invasion, nous présentent l'accès éclamptique comme à peu près défini, presque généralisé à tous les muscles, ce qui pourrait alors en fixer la physionomie, alors que bien des fois ces convulsions sont partielles, et le cycle classique tout à fait incomplet, ne se trouvant alors qu'un mode, qu'une traduction d'une auto-intoxication générale.

Cette variabilité extrême du cycle, de cette série de symptômes est justement ce qui en rend le diagnostic souvent très ardu, et suspend un instant la thérapeutique.

« Les accès convulsifs survenant chez une femme enceinte albuminurique et s'accompagnant de coma doivent être mis sur le compte de l'éclampsie » disent MM. Ribemont-Dessaignes et Lepage ; mais l'albuminurie peut exister de longue date et n'être que la traduction d'une lésion rénale ancienne ; mais les accè convulsifs avec albuminurie peuvent aussi relever d'une intoxication urémique.

Les différents noms donnés à l'éclampsie prouvent, du reste, l'hésitation et la confusion de leurs auteurs :

Apoplexie hystérique (Sydenham) ; épilepsie symptomatique (Tissot) ; convulsions urémiques, spasmes rénaux, épilepsie rénale (Levret) ; convulsions puerpérales, épilepsie albuminurique, dystocie épileptique (Marimon) ; encéphalopathie albuminurique, dystocie convulsive (Young) ; Allgemeine kramppe schwere convulsionen (Wigand).

CHAPITRE II

RÉSUMÉ DE L'ACCÈS ÉCLAMPTIQUE

La difficulté du diagnostic apparaîtra lorsqu'il s'agira d'une femme en pleine crise, chez laquelle les commémoratifs n'existeront pas ou seront douteux, les accès plus ou moins étendus, plus ou moins larvés, le coma profond et sans réveil.

Et c'est le plus souvent dans une perte de connaissance absolue que les malades sont amenées dans les Maternités, alors que l'on n'aura pour tous renseignements que l'existence d'une ou plusieurs attaques antérieures, sans aucun détail sur le passé pathologique ancien ou récent.

Déjà, dans les trois périodes caractéristiques, l'auto-intoxication gravidique peut modifier son allure et l'on n'assiste pas toujours à la période des *convulsions d'invasion*, suivie de celle des *convulsions toniques*, puis de celle des *convulsions cloniques*.

On peut, en effet, observer des accès larvés, ne montrant que quelques mouvements convulsifs irréguliers, quelques mouvements esquissés d'un ou de plusieurs groupes musculaires de la face, et, dans ces conditions, l'accès semble alors limité presque en entier à la période d'*invasion*.

D'autres cas montrent la localisation des convulsions à certains segments de membres ; d'autres, la brièveté extrême de la période tonique qui peut même disparaître ; et l'on voit aux convulsions d'invasion courtes et rapides, succéder les convulsions cloniques fortes et grandes, sans interposition des contractures (convulsions toniques intermédiaires). Ces convulsions incomplètes, dénaturées ne pourront-elles pas déjà faire prendre pour de l'éclampsie ce qui est la traduction d'une *névrose* ou de lésions localisées des *centres nerveux*.

CHAPITRE III

DIAGNOSTIC DES ACCÈS CONVULSIFS

§ 1. — Épilepsie.

La confusion de l'éclampsie avec l'épilepsie est l'une des plus fréquentes entre toutes, et l'on peut aussi bien appeler éclampsie ce qui n'est qu'une simple attaque d'épilepsie, ou, ce qui est plus rare, mais beaucoup plus grave, appeler épilepsie une attaque plus ou moins nette d'éclampsie.

Ce dernier cas, il est vrai, n'aura de grande possibilité que si l'on se trouve en présence d'une femme dans un coma post-convulsif et dont on ne pourra connaître les anamnestiques. Nous avons vu, à la Maternité même, soit dans le service de médecine voisin où le personnel est moins habitué à ces différenciations, soit à la consultation, des femmes amenées du dehors par une personne incapable,et pour cause, de décrire minutieusement l'accès, chez lesquelles nous étions pour l'instant obligés de suspendre le diagnostic et par suite le traitement.

Il arrive souvent, en effet, que cetétat subconscient qui suit une attaque d'épilepsie empêche d'avoir un renseignement sérieux quelconque, et cela d'autant plus qu'on peut se trouveren présence d'une *première* attaque d'épilepsie et, par suite, être privé de tout contrôle antérieur. Quelquefois même, si les précédentes attaques ont eu lieu la nuit, il arrive souvent qu'elles sont passées inaperçues, la période de stertor se continuant avec le sommeil naturel, et celle que l'on observe alors, sans amamnèse par conséquent, peut passer facilement pour une attaque d'éclampsie (1).

Seuls alors l'œdème des membres, la présence, non obligatoire toutefois, d'albumine dans les urines, l'oligurie opposée à la polyurie nerveuse seront d'un grand secours.

Cette hésitation qui nous a poursuivis plusieurs fois, a inquiété aussi beaucoup d'accoucheurs, et nous ne pouvons mieux le montrer qu'en relatant une clinique de M. Chambrelent, faite à Bordeaux en 1899, au sujet d'un cas d'épilepsie que l'on avait pris tout d'abord pour un cas d'éclampsie. Dans cette observation, ce n'est, à l'examen immédiat, que sur la non-existence d'albumine qu'on trancha, avec quelques restrictions toutefois, le diagnostic.

Obs. — *De l'épilepsie pendant la grossesse. Son influence sur la santé de l'enfant.* — Clinique de M. Chambrelent, Bordeaux, 11 octobre 1899. In *Gaz. hebdomad. méd. et chir.*, 19 novembre 1899, p. 108.

Femme ayant présenté presque immédiatement après son accouchement, une crise convulsive, qui avait *d'abord* paru être une crise d'*éclampsie*. Mais *absence totale d'albumine*, bien qu'il existe cependant *des cas* très exceptionnels d'éclampsie sans albuminurie. Mais on ne *tarda pas* à se convaincre qu'il s'agissait d'une crise d'*épilepsie*.

1er *octobre.* — Accouchement dans le trajet à l'hôpital. Enfant bien portant de 2.500 grammes.

Trois heures après son arrivée : crise convulsive, suivie d'une période comateuse qui a persisté *plusieurs heures*, et qui a laissé après elle un peu d'obnubilation des idées. On avait pensé *immédiatement* à des phénomènes d'éclampsie, mais ce n'était pas la première crise ; elle en avait présenté d'autres analogues, mais en dehors de la grossesse. Ses antécédents montrent une chorée de 13 ans jusqu'à 20 ans. Depuis sa plus tendre enfance, maux de tête fréquents, suivis de périodes d'absence rappelant tout à fait le petit mal comitial, mais sans avoir présenté de crises convulsives jusqu'à 27 ans.

1re *grossesse*, à 23 ans, normale, à terme. Enfant vivant, mort à 4 mois.

(1) Nous prononcerons souvent le mot d'éclampsie, afin d'éviter la répétition du terme accès éclamptiques ou d'auto-intoxication gravidique ; mais il faut se rappeler qu'en réalité l'éclampsie, en tant que maladie, n'existe pas ; elle n'est qu'un ensemble de symptômes qui traduisent, le plus souvent sous forme d'accès, l'auto-intoxication chez la femme enceinte.

2e *grossesse*, à 27 ans, normale, à terme. Enfant vivant, bien portant.

Trois mois après, première crise convulsive d'épilepsie, nette (mouvements convulsifs, morsure, perte de connaissance de plus de 2 heures). 4 attaques analogues depuis. Mais dans l'intervalle, fréquentes absences avec perte de connaissance.

3e *grossesse, actuelle, en janvier.* — Maux de tête fréquents. Sensation de doigt mort ; mais pas d'attaque. Celle d'après l'accouchement est la seule.

L'enfant a eu plus tard des attaques convulsives (8e jour).

Ce n'est guère qu'à partir de la deuxième moitié de ce siècle qu'on a pu considérer l'éclampsie comme une maladie spéciale de la femme enceinte, et qu'elle a été distinguée de l'épilepsie. Il n'en est pas moins vrai qu'il y a encore des cas, et celui de la malade en est un, où le diagnostic nécessitera une grande attention.

C'est surtout dans les antécédents pathologiques de la malade que l'on trouvera le plus ordinairement des indications précieuses pour le diagnostic. Il est rare que les attaques d'épilepsie se montrent pour la première fois pendant la grossesse, et le plus souvent lorsqu'il s'agira d'attaques d'épilepsie observées chez une femme enceinte, on retrouvera des attaques analogues dans les années précédentes.

Dans ce cas, c'est l'*absence d'albumine* qui a fait mettre en doute l'auto-intoxication.

Les faits sans albumine doivent être comptés après *contrôle rigoureux*.

Il est vrai aussi que l'albuminurie peut dans certains cas *compliquer* les attaques d'épilepsie.

Les renseignements tardifs confirmèrent donc dans cette observation pleinement l'hypothèse d'épilepsie, mais l'on sent, dans les commentaires qui suivent, combien a dû être marquée l'hésitation, puisque l'auteur, après s'être aidé de l'absence d'albumine pour faire le diagnostic, fait observer, ce qui a été bien démontré par Bar, que certaines éclamptiques peuvent, au moins au début de l'accès, ne pas avoir d'albumine. Que ces albumines n'existent pas en réalité, ce qui est rare, qu'elles ne se manifestent qu'après les premières attaques, ou que ce soient des albumines acéto-solubles (mises en évidence seulement par des réactifs spéciaux), le doute n'en existe pas moins lorsque les antécédents sont inconnus ou inexistants. M. Chambrelent même ajoute que certaines épileptiques peuvent présenter aussi de l'albumine. On voit donc déjà l'embarras considérable.

Nous n'avons parlé jusqu'ici cependant que de l'état subconscient, mais il arrive souvent aussi que l'on se trouve en présence de la période de stertor avec un ronflement plus ou moins sonore, des membres flasques et inertes en résolution. Les narines et la bouche, fétides, sont encombrées de mucosités épaisses, la face violacée et peu à peu livide. Ce tableau n'est-il pas celui du stertor éclamptique; et si l'on a affaire à l'état de mal avec crises subintrantes, un coma continu entrecoupé ou non de nouvelles crises, ne sera-t-on pas fort embarrassé ?

Dans ces états de crises incessantes, on a vu la mort arriver au milieu des convulsions. La température, qui monte avec chaque crise pour ainsi dire, peut atteindre, aussi bien que dans l'état de mal éclamptique, 40°, 41°, 42°, et cet élément de différenciation, qui avait été invoqué quelquefois, se trouve à disparaître. Qu'il nous soit permis de dire un mot en passant au sujet de la température dans l'éclampsie.

Dans une communication récente, au sujet de la pathogénie infectieuse de l'éclampsie, Müller se base sur l'existence de la température pour aider à la démonstration de l'origine toxi-infectieuse des accès. Or nous ne savons pas que l'épilepsie ait jamais été donnée comme d'origine microbienne, et cependant, dans une grande partie de ces crises, on voit monter la température, et cela d'autant plus que les crises sont plus nombreuses, plus subintrantes, plus violentes. Même l'hystérie, lorsque ses attaques sont fortes et violentes, lorsque les spasmes musculaires sont intenses, lorsque, pourrait-on dire, le travail musculaire est considérable, s'accompagne dans ces conditions d'élévation de température.

Ne pourrait-on donc mettre la température de l'accès d'éclampsie non seulement sur le compte de la gravité de l'auto-intoxication, mais aussi sur le compte de ce travail de crise, et ne peut-on pas voir en effet une corrélation étroite entre la montée progressive de la colonne thermométrique et le nombre des accès, la violence de ces accès, et par suite l'état de mal éclamptique ? Du reste, comment expliquer par une infection microbienne d'origine utérine les accès de ces femmes qui ne sont pas à terme, dont l'œuf n'est pas ouvert, dont l'examen obstétrical (cause possible d'infection) n'a jamais été pratiqué, dont l'éclampsie n'amène pas l'avortement ou l'accouchement prématuré, et qui cependant ont des accès caractérisés, avec de l'élévation considérable de la température et chez lesquelles on ne peut invoquer, en dehors de l'auto-intoxication, que l'intensité des phénomènes objectifs, en un mot surtout, que l'intensité des crises éclamptiques.

Voici résumées les observations et les températures de quelques éclamptiques, prises au hasard dans les registres anciens de la Maternité de Port-Royal et parmi les cas, plus nombreux que d'habitude, constatés par nous en 1902. On pourra constater que ces cas concernent des éclamptiques ante partum, pendant le part, ou post partum, et que ceux où les accès sont peu nombreux, mais surtout courts, peu violents et espacés, ne présentent que peu ou pas d'élévation de température, que peu ou pas d'accélération du pouls. Au contraire, les accès nombreux, subintrants, coupés ou réunis par un coma plus ou moins long, croissant en longueur et en intensité, ont toujours une température croissante et un pouls de plus en plus rapide.

Et nous ne croyons pas qu'il faille incriminer seulement la gravité de l'auto-intoxication pour expliquer cette ascension croissante de température, puisqu'il existe des cas suivis de mort où la température est restée normale, puisqu'il existe des cas plus nombreux où la température a été très élevée et où l'issue a été en tous points favorable.

A. — Observations d'éclampsie sans température

Obs. I (résumée). — *Accès d'éclampsie ante partum. 3 accès.*

Mme J. B..., 17 ans, Ipare. Entrée à la Maternité le 15 octobre 1901.

15 *octobre*. — 10 heures matin. Amenée dans le coma, puis reprise totale de la connaissance. 1er accès.

Midi 45. — 2e accès, qui dure 1 minute et demie.

2 h. 5. — 3e accès, et dernier.

2 h. 25. — Un quart d'heure après le dernier accès, la température n'est que de 36°,2, et le pouls a 80 pulsations.

5 h. 15. — T., 36°,1 ; 80 pulsations. 7 grammes d'albumine et 750 grammes d'urine dans les 24 heures.

16 *octobre*. — T., 37°,5 ; 72 pulsations et accouchement d'un enfant mort de 6 mois.

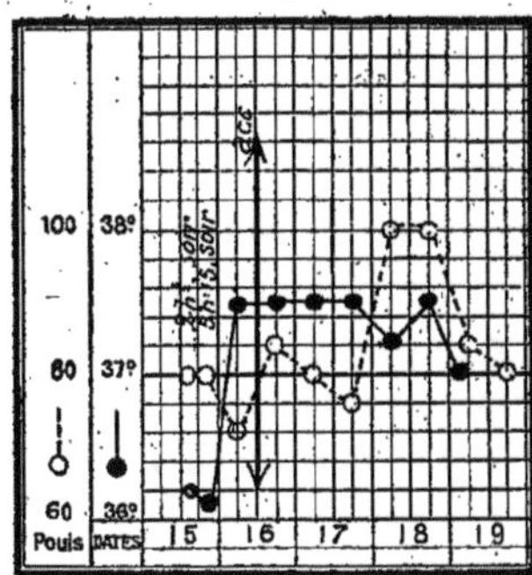

Fig. 1.

Obs. II (personnelle, résumée). — *Éclampsie post partum. 4 accès, dont 3 en ville.*

Mme M..., 20 ans, Ipare. Entrée à la Maternité le 3 décembre 1902.

Accouchée, chez une sage-femme agréée, d'un enfant, le 29 novembre 1902. 4 jours après, le 3 décembre, urines troubles, céphalée, vomissements.

3 heures matin. — 1er accès.

2 heures soir. — 2e accès.

4 heures soir. — 3e accès.

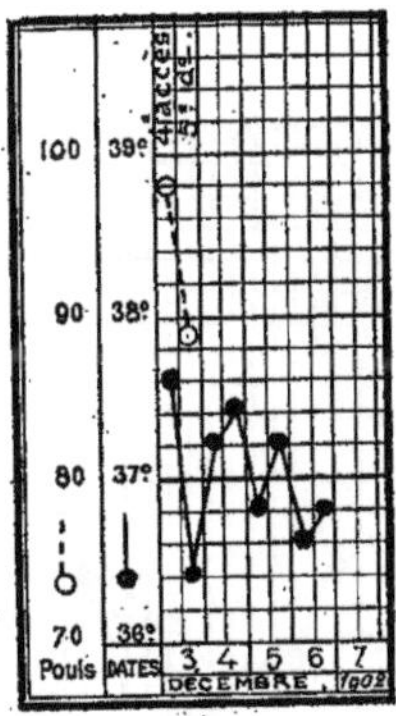

Fig. 2.

Entrée à la Maternité. Pas de coma, lucidité absolue. Léger bruit de galop.

5 h. 45. — 4e accès et dernier ; assez long. T., 37°,6 ; 96 pulsations, 1 gramme d'albumine.

4 décembre. — Le calme et la lucidité sont revenus parfaits ; 36°,4 et 88 pulsations.

L'existence du léger bruit de galop de cette observation éveille l'idée d'une néphrite probablement antérieure à la grossesse, mais dont il a toutefois été impossible de retrouver trace dans l'interrogatoire. Cette précession probable de la néphrite était une raison de plus pour favoriser l'éclampsie chez cette femme, mais l'auto-intoxication n'a pas été assez profonde pour amener un dénouement fatal ; elle ne s'est traduite alors que par des accès courts, espacés, et par une température qui n'a pas dépassé 37°,3 et un pouls à 80 pulsations.

Faisons remarquer tout de suite qu'ici nous aurions été sûrs de trouver une lésion rénale, mais de plus que nous rencontrerons plus tard dans presque toutes les autopsies des lésions rénales très nettes, et que, si l'auto-intoxication gravidique se traduit toujours par des lésions hépatiques, qui en sont le contrôle absolu, elle peut avoir pour cause adjuvante une altération rénale antérieure ou concomitante à ses manifestations extérieures.

Obs. III (résumée). — *Eclampsie au cours du travail. 6 accès. Apparition de l'albumine au 5e accès.*

Mme B..., entrée à la Maternité le 10 juillet 1901.

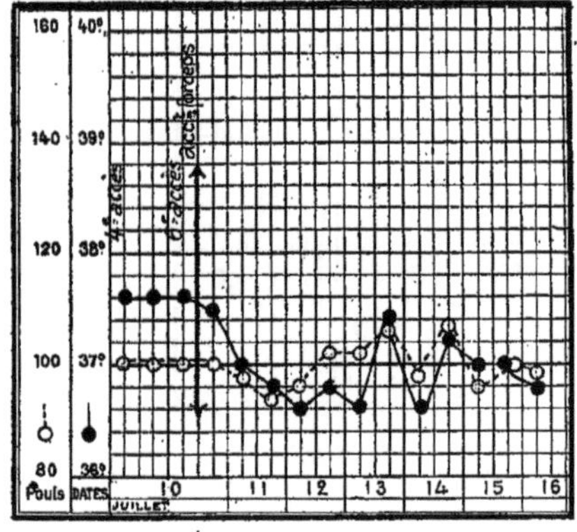

Fig. 3.

10 *juillet*. — 1 heure soir. — Envoyée en ville. Pas d'albumine.

4 heures. — Ramenée de ville, ayant eu, dit-on, 3 accès, le premier à 3 h. 50. Pas d'albumine.

4 h. 45. — 4e accès le premier, observé ici, caractéristique. T., 37°,6 ; 100 pulsations.

5 h. 35. — 5e accès. 1 gramme d'albumine environ.

5 h. 45. — 6e et dernier accès. T., 37°,6 et 100 pulsations. Application de forceps, la dilatation étant complète. Enfant vivant de 3.600 grammes.

Suites de couches normales.

Obs. IV (personnelle, résumée). — *Eclampsie ante partum. 6 accès, dont 5 accès chez elle.*

Mme B..., multipare. Entrée à la Maternité le 6 mai 1902.

6 *mai*. — 6 heures matin. — 1er accès, en ville, donné comme accès d'éclampsie.

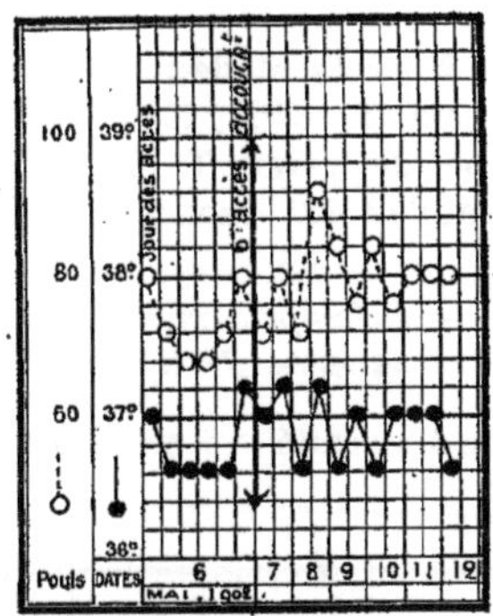

Fig. 4.

2e, 3e, 4e et 5e accès assez espacés dans la journée, et avec reprise de connaissance entre chacun d'eux. T., 37°.

Entrée à la Maternité, à 8 heures du soir : 6e accès, suivi de respiration stertoreuse, et reprise de connaissance rapide. Céphalée persistante. T., 37°,3 ; 80 pulsations. Léger bruit de galop.

Accouchement spontané. Enfant vivant de 2.800 grammes.

Obs. V (personnelle, résumée). — *Eclampsie ante partum. Accès nombreux chez elle, 2 accès dans le service.*

Mme H..., entrée à la Maternité le 30 novembre 1902. Aurait eu chez elle des accès d'éclampsie (?).

Entrée le 30 *novembre*, 7 heures du soir. — 1er accès, T., 37°,8; 120 pulsations. Très agitée. Saignée de 550 grammes. Albumine en quantité énorme.

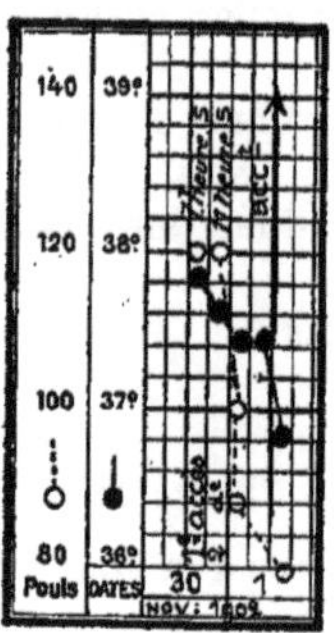

Fig. 5.

11 heures soir. — 2e accès et dernier. Durée : 3 minutes, suivi de coma. Calme absolu. T., 37°,6; 120 pulsations.

1er *décembre*. — Début du travail. T., 37°,4 ; 92 pulsations. Accouchement d'un enfant vivant de 1.450 grammes.

Obs. VI (résumée). — *Eclampsie ante partum. 8 accès en 2 reprises espacées de 13 jours.*

Mme G..., entrée à la Maternité le 5 septembre 1900. 35 grammes d'albumine.

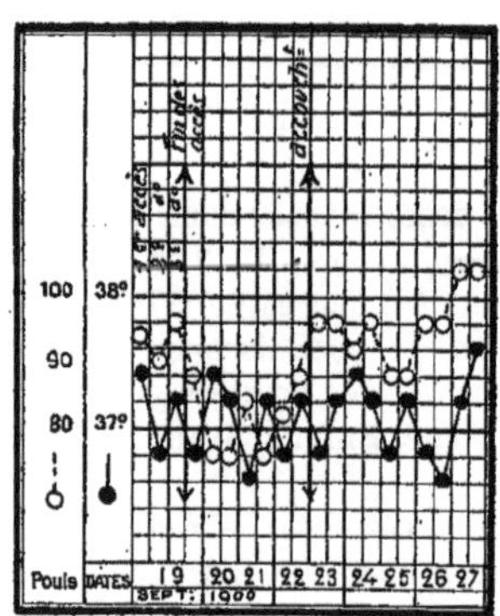

Fig. 6.

5 *septembre.* — 2 heures matin. — 1er accès.

2 h. 15. — 2e accès.

Entrée à 5 h. 5. — 3e accès. Urine noirâtre.

6 heures. — 4e accès.

7 h. 25. — 5e accès. Aucun coma. L'intelligence et la mémoire sont intacts.

Jusqu'au 19 *septembre*, céphalée, vertiges, troubles d'estomac.

19 *septembre.* — 9 h. 30. — 1er accès. Coma très court.

11 h. 5. — 2e accès. Durée du coma, 5 minutes.

2 h. 25. — 3e accès. Saignée de 650 grammes.

Après le 3e accès, 36°,8 ; 82 pulsations.

Les accès sont courts et très espacés.

23 *septembre.* — Accouchement normal. Enfant mort de 2.350 grammes.

Obs. VII (résumée). — *Éclampsie pendant et après l'accouchement 8 accès.*

Mme L..., Ipare, 21 ans. Entrée à la Maternité le 25 juin 1901.

25 *juin.* — 9 h. 15 matin. — 1er accès. Application de forceps. Enfant vivant de 3.500 grammes.

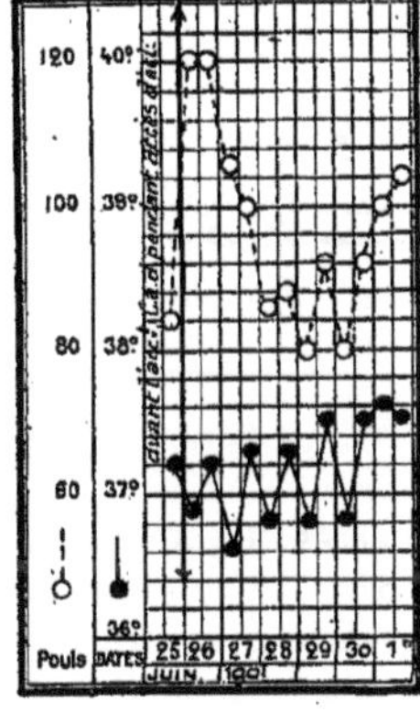

Fig. 7.

11 heures. — 2e accès.

11 h. 45. — 3e accès. Durée de l'accès, 1 minute.

Midi 30. — 4e accès. Durée de l'accès, une demi-minute.

3 h. 55. — 5e accès. Durée de l'accès, 1 minute. T., 37° ; 84 pulsations.

5 heures. — 6e accès. Durée de l'accès, 1 minute.

6 h. 45. — 7e accès.
8 h. 25. — 8e accès.

Obs. VIII (résumée). — *9 accès chez elle. 7 accès dans le service. Éclampsie au cours du travail.*

Mme X..., multipare. Entrée à la Maternité le 27 novembre 1901.

27 novembre. — 4 h. 40 soir. — 1er accès (dans le service), 10 en tout. T., 37°,4 ; 128 pulsations.

6 h. 45. — 2e accès. 140 pulsations. Saignée de 500 grammes.

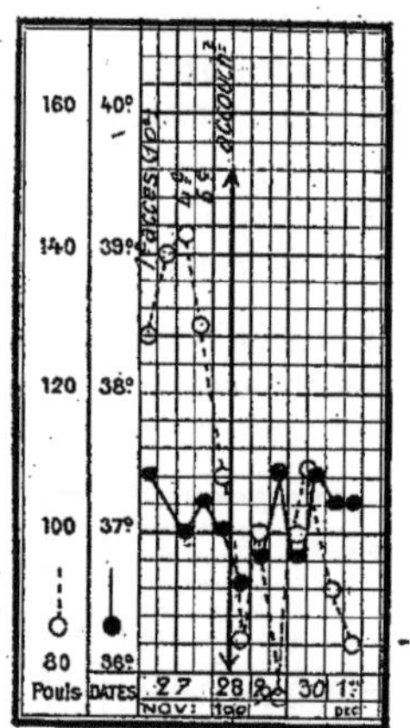

Fig. 8.

8 h. 20. — 3e accès.
10 h. 55. — 4e accès. T., 37° ; 144 pulsations.
11 h. 30. — 5e accès.
28. — 1 h. 35 matin. — 6e accès. T., 37°,2 ; 130 pulsations.
4 h. 40. — 7e accès. T., 37° ; 108 pulsations.

Chaque accès, à longue distance des autres, dure environ 50 secondes, il est suivi d'un coma assez long, sans stertor.

5 heures soir. — Accouchement spontané. Enfant vivant.

B. — Observations d'éclampsie avec température

Obs. IX (résumée). — *11 accès et plus. Éclampsie au cours du travail. Mort.*

Mme L... Entrée à la Maternité le 12 septembre 1901.

12 septembre. — 4 heures matin. — 1er accès (chez elle). Toute la matnée, elle a, chez elle, des accès subintrants. Albumine en grande quantité.

Entrée : coma absolu. T., 39°; 112 pulsations, respiration stertoreuse.

11 h. 45 matin. — 1er accès. Quelques gouttes d'urine.

12 h. 10. — 2e accès.

12 h. 40. — 3e accès.

1 h. 20. — 4e accès.

1 h. 55. — 5e accès.

2 h. 40. — 6e accès.

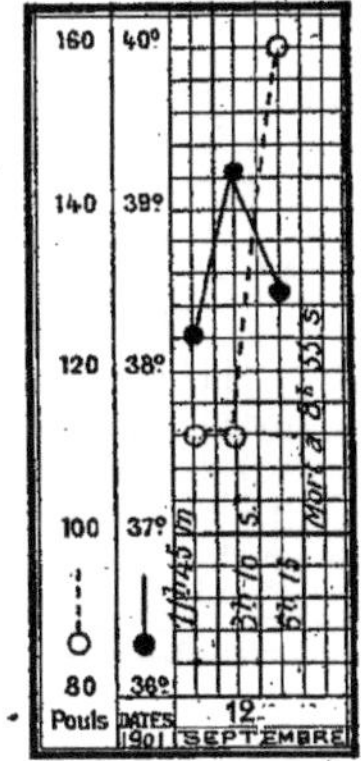

FIG. 9.

3 h. 10. — 7e accès. T., 40° ; 112 pulsations ; 36 respirations. Agitation extrême.

Accouchement spontané.

5 heures. — 8e accès.

5 h. 5. — 9e accès, à 3 minutes d'intervalle.

5 h. 15. — 10e accès. Pouls petit, filiforme. T., 39°,5 ; 160 pulsations.

5 h. 18. — 11e accès. Cyanose persistante.

Mort à 8 h. 55.

Les accès, comme on le voit, sont très rapprochés, très nombreux, avec un coma constant et la température de plus en plus élevée, ainsi que le pouls. Il en sera de même de toutes les observations qui vont suivre.

OBS. X (résumée, personnelle). — 15 *accès. Éclampsie post partum* (5e *jour*).

Mme B... Entrée à la Maternité le 9 novembre 1902.

Accouchée chez une sage-femme agréée. Le 5e jour, prise dans la matinée (8 novembre) de crises.

3 crises ressemblant à des crises d'éclampsie.

4e crise. Urines légèrement troubles.

5e et 6e accès en ambulance.

Entrée : 8 *novembre* 1902, à 7 heures soir.

8 heures soir. — 7e accès. Agitation considérable. Coma absolu. 100 pulsations.

11 heures, — 8e accès.

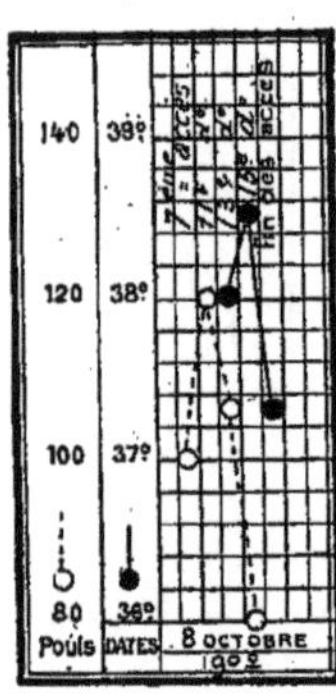

FIG. 10.

11 h. 5. — 9e accès. Accès violent, sans période clonique cependant. Cyanose. Respiration stertoreuse.

11 h. 45. — 10e accès. Peu accentué.

9 *novembre*. — 12 h. 20 matin. — 11e accès ; 120 pulsations.

12 h. 50. — 12e accès.

1 h. 15. — 13e accès. T., 38°. Saignée de 540 grammes.

4 h. 55. — 14e accès. Agitation permanente.

5 h. 15. — 15e accès. T., 38°,6 ; 104 pulsations. Dernier accès. Calme de plus en plus grand. Guérison.

OBS. XI (résumée, personnelle). — 15 *accès. Éclampsie pendant et après l'accouchement. Guérison.*

Mme H... Entrée à la Maternité le 24 septembre 1902.

Au moment de l'entrée, œdème généralisé, céphalée violente, albumine considérable. Tension artérielle, 21.

25 *septembre*. — 8 h. 30 matin. — 1er accès. Coma consécutif de 15 minutes, suivi de reprise de connaissance.

1 h. 5 soir. — 2e accès. D'une demi-minute de durée, suivi de coma d'un quart d'heure.

1 h. 30. — 4e accès. Coma plus long. Saignée de 300 grammes.

4 h. 30. — 4e accès.

5 h. 45. — 5e accès. Coma absolu sans reprise de connaissance. T., 37°,6 ; 96 pulsations.

6 h. 15. — 6e accès.

7 heures. — 7e accès.

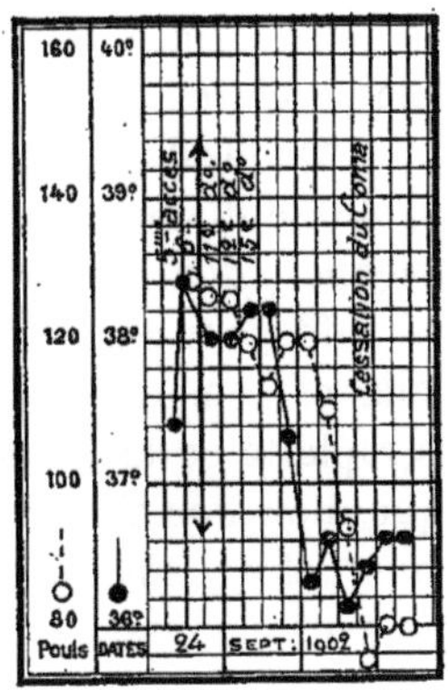

FIG. 11.

8 h. 30. — Accouchement. Enfant vivant de 2.400 grammes. T., 38°,4; 130 pulsations.

8 h. 40. — 8e accès.

9 h. 20. — 9e accès. Coma persistant.

10 h. 10. — 10e accès.

11 heures. — 11e accès. Accès plus long, plus violent. T., 38°; 128 pulsations.

26. — Minuit 25. — 12e accès. Accès plus long, plus violent. T., 38° ; 128 pulsations.

1 h. 20. — 13e accès.

2 h. 15. — 14e accès.

3 h. 10. — 15e accès ; 120 pulsations; T., 37°,2.

4 heures. — 16e accès. Coma. Agitation considérable.

4 h. 50. — 17e accès. T., 38°,2; 114 pulsations.

5 h. 30. — Saignée de 500 grammes. Tension artérielle, 20. Calme. Coma persistant.

7 h. 30. — T., 37°,4 ; 120 pulsations.

10 heures. — T., 36°,6 ; 120 pulsations.

Midi 30. — T., 39°,8 ; 110 pulsations. Calme absolu.
5 heures. — T., 36°,4 ; 96 pulsations.
27 *septembre.* — 8 heures matin. — Cessation du coma. T., 36°,6 ; 72 pulsations.

Nous ferons remarquer tout particulièrement ici l'ascension progressive de la température tant que les accès persistent ; tandis qu'au contraire, après la saignée, et dès ce moment après la cessation de tout accès, la température de même que le pouls s'abaissent progressivement, malgré la persistance du coma.

Ici encore la disparition si rapide de la température et du pouls n'est-elle pas contre l'hypothèse d'une maladie d'origine microbienne ou toxi-microbienne, dont une simple saignée de 500 grammes aurait alors suffi pour enrayer la marche progressive et rapide. De plus, faisons remarquer l'influence toute spéciale de la quantité, de la rapidité et de la violence des accès sur la hauteur thermométrique, alors que, si la gravité seule de l'auto-intoxication eût été en cause, elle n'eût pas dû se manifester par cette ascension thermique, puisque l'issue en a été favorable.

Obs. XII (résumée, personnelle). — 18 *accès et plus. Eclampsie au cours du travail* (*Grossesse de 5 mois*).

X..., Ipare, entrée à la Maternité le 14 mai 1902.
14 mai. — 1er accès (chez elle).
De 11 heures du soir à 1 h. 30 du matin, 8 à 9 accès.
Entrée : Cyanose. Apnée fréquente. T., 37°,5 ; 160 pulsations.
1 h. 30. — Saignée de 500 grammes.
2 h. 30. — 2e accès.
2 h. 40. — 3e accès.
2 h. 55. — 4e accès.
3 h. 20. — 5e accès.
4 h. 35. — 6e accès.
5 heures. — 7e accès.
6 h. 5. — 8e accès. Quelques gouttes d'urine très foncée.
6 h. 45. — 9e accès.
7 h. 12. — 10e accès.
7 h. 30. — 11e accès.
8 heures. — 12e accès. T., 38° ; pouls incomptable.
9 h. 8. — 13e accès.

9 h. 50. — 14ᵉ accès. Saignée de 300 grammes ; 500 grammes de sérum.
10 h. 5. — 15ᵉ accès.
11 h. 40. — 16ᵉ accès. Accouchement.
12 h. 15. — 17ᵉ accès. Agitation extrême.
12 h. 50. — 18ᵉ accès. T., 38°,4.

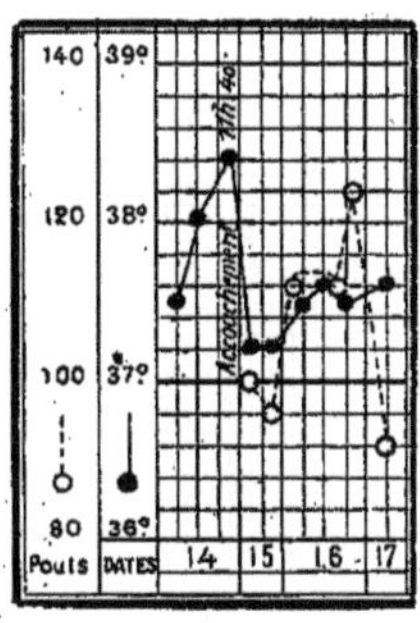

Fig. 12.

Les suites de couches ont été ici absolument normales, comme chez toutes les femmes dans les observations desquelles la terminaison a été favorable, ce qui plaide encore en faveur de la théorie non infectieuse de l'éclampsie. Comment admettre, en effet, que la température soit la seule manifestation du processus infectieux, disparaisse aussitôt les accès terminés, et que cette infection, qui se sera montrée avec cette intensité, s'arrête là et ne touche en quelque façon que ce soit à la muqueuse ou à la musculature utérine.

Obs. XIII (résumée, personnelle). — 27 *accès au cours du travail. Bassin rétréci. Basiotripsie. Guérison.*

Mme H..., entrée à la Maternité en novembre 1902.
3 accès chez elle. Amenée à la Maternité dans le coma le plus absolu à 2 heures du matin.
2 h. 5. — 4ᵉ accès.
2 h. 20. — 5ᵉ accès.
2 h. 25. — 6ᵉ accès. Albumine en quantité considérable. Saignée de 250 grammes. Sang noirâtre et visqueux. Coma absolu.

3 h. 10. — 7e accès, plus violent que les précédents. Cyanose très marquée. Reprise de connaissance assez rapide.

7 h. 20. — 8e accès. Très violent; cyanose de plus en plus marquée.

8 h. 10. — 9e accès. Très long, 3 minutes. Cyanose. Teinte noire des téguments. Respiration artificielle. Reprise de la respiration après 2 minutes d'efforts. T., 38° ; 120 pulsations. Mort de l'enfant.

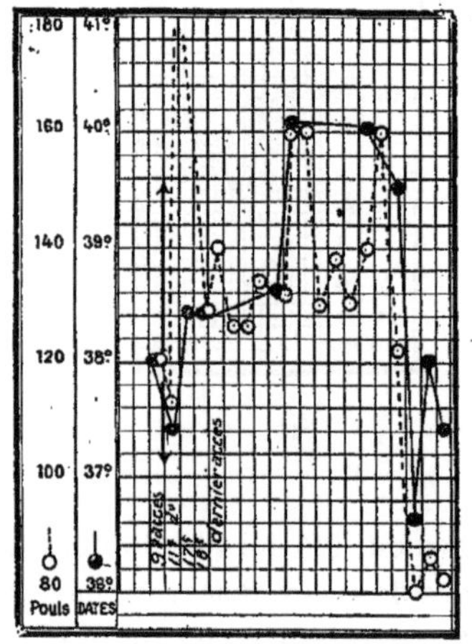

Fig. 13.

Basiotripsie. Hémorragie assez forte. 500 grammes de sérum.

11 h. 10. — 10e accès. 2 minutes. Cyanose.

12 h. 15. — 11e accès. 2 minutes. Cyanose longue. Respiration suspendue pendant une minute. T., 37°,6 ; 116 pulsations.

1 h. 15 soir. — 12e accès. Cyanose légère.

1 h. 25. — 13e accès.

2 h. 30. — 14e accès.

3 heures. — 15e accès.

3 h. 25. — 16e accès.

4 h. 30. — 17e accès. T , 38°,4 ; pouls incomptable.

4 h. 40. — 18e accès. T., 38°,4; 128 pulsations. Respiration stertoreuse.

5 h. 25. — 19e accès. Cyanose longue.

6 heures. — 20e accès.

6 h. 15. — 21e accès.

6 h. 30. — 22e accès. Accès de plus en plus violents.

6 h. 40. — 23e accès. Langue noirâtre. On fait une piqûre de morphine de 1 centigramme.
8 h. 20 s. — 24e et dernier accès. 140 pulsations.
10 heures. — Calme complet.

Les suites de couches seront données lorsqu'il sera question des accidents de paralysie post-éclamptique.

Un fait nous semble intéressant ici, c'est la cessation des accès qui semble secondaire à la piqûre de morphine qui lui a été faite, alors que l'intoxication semblait profonde et susceptible de se terminer par la mort. On pourra arguer de la faible quantité de morphine injectée, amenant une sédation dans les accès, alors qu'il fallait, dans les observations qui ont été publiées jusqu'à présent, des doses beaucoup plus considérables pour avoir des effets plutôt aléatoires. Nous ne voulons ici du reste que constater une simple coïncidence.

Obs. XIV (résumée). — *Éclampsie post partum. 28 accès le lendemain de l'accouchement.*

Mme C..., IIpare, 25 ans. Entrée le 15 octobre 1900 à la Maternité.
Accouchée le 16 octobre. Enfant vivant 2.350 grammes, 37°, 96 pulsations. Albuminurie intense.
17 *octobre*. — 7 heures du matin. — 1er accès ; court, sans coma.
7 h. 25. — 2e accès ; 1 minute ; T., 37°, 92 pulsations.
8 heures. — 3e accès ; 88 pulsations.
8 h. 30. — 4e accès.
8 h. 55. — 5e accès.
9 h. 30. — 6e accès, saignée de 450 grammes.
10 heures. — 7e accès.
10 h. 25. — 8e accès ; T., 37°,8 ; 120 pulsations.
10 h. 40. — 9e accès.
11 heures. — 10e accès.
11 h. 20. — 11e accès.
11 h. 40. — 12e accès.
Midi. — 13e accès ; T., 38°,3, 120 pulsations.
12 h. 40. — 14e accès.
1 h. 35 soir. — 15e accès.
2 h. 5. — 16e accès.
2 h. 20. — 17e accès.
2 h. 40. — 18e accès.
3 h. 5. — 19e accès.

3 h. 40. — 20ᵉ accès.
4 h. 25. — 21ᵉ accès ; T., 38°,9, 144 pulsations.
Agitation extrême, jusqu'au 27ᵉ accès.
6 h. 30. — 22ᵉ accès.
7 h. 10. — 23ᵉ accès.
8 h. 55. — 24ᵉ accès.
9 h. 55. — 25ᵉ accès.
11 h. 5. — 26ᵉ accès.

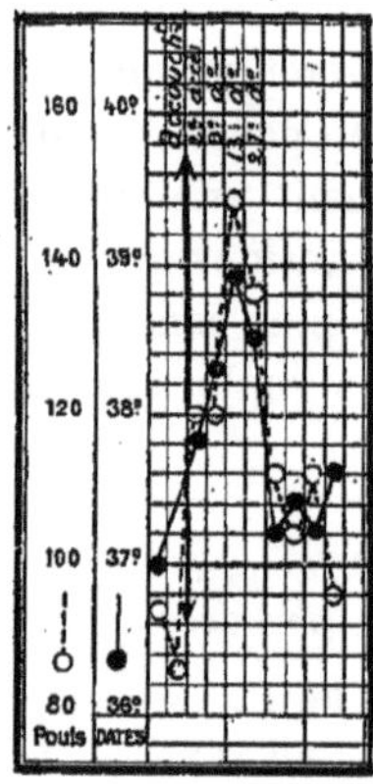

Fig. 14.

18 *octobre*. — 2 h. 10 du matin. — 27ᵉ accès.
2 h. 45. — 28ᵉ accès.
Suites de couches normales.

Obs. XV (résumée). — *Éclampsie post partum. 37 accès. Mort.*

Mme B..., Ipare. Entrée le 8 septembre 1900.
8 *septembre* 1900. — Midi, accouchement. Enfant vivant 3.200 grammes.
1 h. 45 du soir. — 1ᵉʳ accès ; 37°,2 ; 102 pulsations.
3 h. 15. — 2ᵉ accès ; 37°,8 ; 112 pulsations.
3 h. 45. — 3ᵉ accès.
4 h. 20. — 4ᵉ accès.
4 h. 40. — 5ᵉ accès.
5 heures. — 6ᵉ accès ; tension considérable. Cheyne-Stokes.
5 h. 35. — 7ᵉ accès ; saignée 500 grammes ; 37°,6 ; 148 pulsations.
5 h. 50. — 8ᵉ accès.

6 h. 20. — 9e accès.
6 h. 35. — 10e accès.
6 h. 55. — 11e accès.
7 h. 20. — 12e accès; mouvements cloniques pendant 7 minutes; 38°,1 ; 140 pulsations.
7 h. 35. — 13e accès.
8 h. 10. — 14e accès.
8 h. 25. — 15e accès.
8 h. 40. — 16e accès ; 38°,6 ; 140 pulsations.

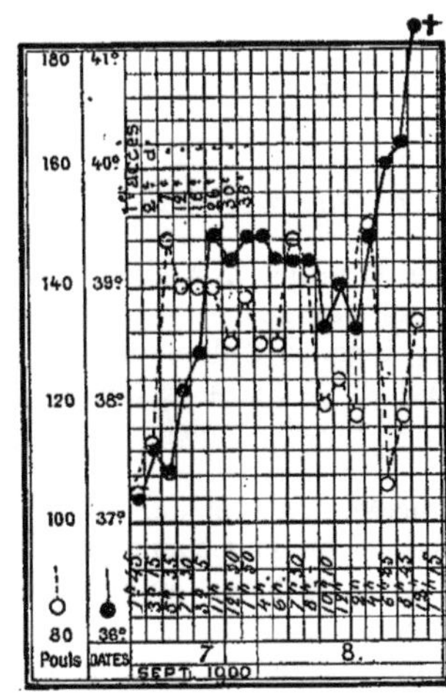

Fig. 15.

9 h. 5. — 17e accès.
9 h. 20. — 18e accès.
9 h. 35. — 19e accès.
9 h. 50. — 20e accès.
9 h. 53. — 21e accès.
9 h. 55. — 22e accès.
9 h. 57. — 23e accès.
10 heures. — 24e accès.
10 h. 5. — 25e accès.
11 heures. — 26e accès ; accès de 5 minutes ; 39°,4 ; 140 pulsations.
11 h. 20. — 27e accès.
11 h. 40. — 28e accès.
11 h. 41. — 29e accès.
11 h. 55. — 30e accès.

Minuit. — 31e accès.
12 h. 5. — 32e accès. Durée 8 minutes.
12 h. 15. — 33e accès.
12 h. 23. — 34e accès.
12 h. 30. — 35e accès. T., 39°,2 ; 128 pulsations.
12 h. 45. — 36e accès.
1 heure du matin. — 37e accès.
1 h. 50. — 38e accès. T., 39°,6 ; 136 pulsations. Albumine, 6 grammes.
2 h. 50. — 39e accès. 10 minutes de durée.
3 h. 15. — 40e accès.
3 h. 40. — 41e accès.
5 heures. — Mort. T., 42°.

Obs. XVI (résumée, personnelle). — *Eclampsie au cours du travail Accouchement gémellaire; enfants vivants. 41 accès. Mort.*

Mme G..., entrée le 21 juillet 1902 à la Maternité. Hospitalisée depuis 5 jours à Michelet (pas d'albumine).

La veille, 20 juillet, 0 gr. 50 d'albumine.

21 juillet. — Minuit 20. — 6 crises à Michelet.

Entrée, minuit 30. — Coma complet. Agitation incessante. Saignée de 300 grammes.

12 h. 35. — 1er accès, non typique, sans mouvements de la face, n'ayant que des convulsions cloniques.
12 h. 50. — 2e accès, analogue au précédent. Reprise de connaissance après l'accès.
1 h. 30. — Chloral, 4 grammes en lavement.
1 h. 50. — 3e accès. Typique. Coma complet.
2 heures. — 4e accès.
2 h. 25. — 5e accès. 500 grammes de sérum. Reprise de connaissance. Céphalée intense. T., 38° ; 108 pulsations.
5 h. 45. — 6e accès. Coma qui persistera maintenant jusqu'à la mort.
6 h. 15. — 7e accès.
8 heures. — 8e accès.
8 h. 40. — 9e accès.
9 h. 30. — 10e accès.
9 h. 55. — 11e accès.
10 h. 15. — 12e accès.
11 h. 10. — 13e accès.
11 h. 30. — 14e accès.

Accouchement (forceps et expression). T., 40°,5 ; 132 pulsations.

12 h. 25 soir. — 15e accès.
12 h. 40. — 16e accès.
12 h. 55. — 17e accès.

2 heures. — 18e accès.
2 h. 20. — 19e accès.
2 h. 35. — 20e accès.
2 h. 45. — 21e accès.
3 heures. — 22e accès.
3 h. 15. — 23e accès. Urine limpide, claire (100 gr.) mais donnant environ 30 grammes d'albumine au dosage par l'Esbasch.

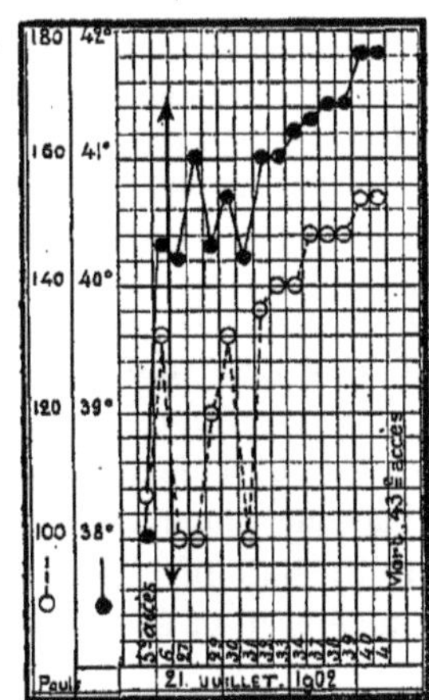

FIG. 16.

3 h. 35. — 24e accès.
4 heures. — 25e accès. T., 40°,4 ; 100 pulsations.
6 heures. — T., 41° ; 100 pulsations.
6 h. 30. — 26e accès. T., 40°,3 ; 120 pulsations.
8 h. 20. — 27e accès. T., 40°,7 ; 130 pulsations.
10 h. 30. — 28e accès. T., 40°,2 ; 100 pulsations.
10 h. 45. — 29e accès. T., 41° ; 134 pulsations.
10 h. 50. — 30e accès. T., 41°, 140 pulsations.
11 heures. — 31e accès. T., 41°,2.
11 h. 30. — 32e accès.
11 h. 40. — 33e accès.
11 h. 45. — 34e accès.
11 h. 50. — 35e accès. T., 41°,4 ; 148 pulsations.
22 *juillet*. — Minuit. — 36e accès. T., 41°,6 ; 148 pulsations.

Cris inarticulés après chaque accès. A ce moment, on examine la rate au moyen du phonendoscope de Bianchi (délimitation prise par M. Bianchi lui-même, et la projection de l'organe sur la paroi est celle d'une rate très petite, et non d'une rate infectieuse. Que penser alors d'une éclampsie d'origine infectieuse dont la cause (microbes, toxine microbienne) ne retentirait pas de la façon habituelle sur la rate en l'hypertrophiant dans une proportion si minime qu'elle soit. L'autopsie a du reste confirmé le peu de volume de la rate qui mesurait 6 centimètres de hauteur sur 4 de largeur et 2 cm. 5 d'épaisseur.

Minuit 5. — 37e accès. T., 41°,6 ; 148 pulsations. Gémissements.
1 h. 10. — 38e accès. T., 41°,9 ; 152 pulsations.
1 h. 30. — 39e accès. T., 41°,9 ; 152 pulsations.
3 h. 30. — 40e accès. Cyanose très accentuée.
3 h. 40. — 41e accès et dernier, très court. Mort.

Charles, de Liège, a du reste à ce sujet répondu à cette hypothèse formulée par Müller en montrant que, ainsi que le prouvent nos observations de la 1re partie un certain nombre de crises d'éclampsie, aussi bien celles qui concernaient l'ante-partum que celles qui concernaient l'accouchement et le post-partum, c'est-à-dire aussi bien la non-possibilité de l'infection que cette possibilité, ne s'accompagnent d'aucune élévation de température. Peut-on concevoir une infection microbienne, due aux microbes eux-mêmes ou à leurs toxines, sans élévation de cette température (?).

Cette non-ascension ne correspond-elle pas plutôt à des crises légères, à des accès faibles, peu répétés, à une sorte de petit mal éclamptique ?

Ce défaut de température est de même en contradiction avec l'hypothèse de Stroganoff qui, dans son article *sur le Traitement de l'Eclampsie*, définit cette dernière « comme une maladie infectieuse aiguë dont la durée moyenne, selon la gravité des cas, ne dépasse pas 48 heures ». Car il est irrationnel de croire qu'une infection aiguë, si courte qu'elle soit, si bénigne qu'elle soit, ne s'accompagne pas d'élévation.

En dehors des cas où la femme amenée dans le coma est dans l'impossibilité absolue de répondre, bien des cas se trouveront où l'on assistera à la crise même, et où, même en présence de cette crise, on restera dans le doute absolu, jusqu'à ce que l'interrogatoire de la femme, les anamnestiques ou souvent l'albumine constatée dans les urines, viennent éclairer le diagnostic.

La grande attaque d'épilepsie peut en effet simuler d'une façon parfaite l'éclampsie, surtout si l'on se rappelle que le cri initial de la crise épileptique, de même que les évacuations alvines, peuvent manquer.

L'aura à laquelle on n'a pas en général assisté, peut de même faire défaut, et l'on verra se succéder une série de symptômes presque calqués sur ceux de l'éclampsie : convulsions toniques d'abord, précédées de rotation de la tête avec déviation des yeux en haut et du côté où la tête tourne; strabisme convergent tandis que les paupières se ferment convulsivement ; pupilles dilatées et insensibles à la lumière ; les traits du visage tiraillés, et la langue prise entre les mâchoires serrées et mordue profondément. Les membres sont raidis en extension, les poings fermés et fléchis le plus souvent en pronation forcée, le pouce dans le creux de la main. La poitrine immobile est fixée en expiration, la respiration nulle, avec la face congestionnée, rouge, puis violacée.

Le pouls est fréquent, et la pression artérielle très élevée. Quelques secondes se passent et la phase des convulsions cloniques se produit.

Tout le corps est agité de saccades convulsives, dont le rythme d'abord très rapide se ralentit graduellement.

La tête exécute des mouvements de rotation précipités, les yeux roulent d'un côté à l'autre avec de brèves secousses ; les mâchoires s'écartent et se rapprochent, les dents grincent; la langue, projetée hors de la bouche, est déchirée, et à chaque effort expiratoire, la salive sanguinolente, battue d'air, est projetée en mousse rougeâtre, entre les lèvres violacées et mordues.

La respiration est saccadée, plus ou moins bruyante, mais incomplète; l'état asphyxique et la cyanose persistent; les battements du cœur sont précipités, la tension artérielle est surélevée. A ce moment les convulsions qui, en général, prédominent d'un côté, s'apaisent, puis cessent complètement. La respiration devient plus ample, plus régulière ; c'est la période de stertor qui commence.

Celui-ci peut alors ne durer que quelques instants : la femme reprend connaissance; le regard est vague, hébété pendant un certain temps, puis doucement le sujet se reprend à répondre, à causer de plus en plus distinctement, n'ayant aucun souvenir de ce qui lui est arrivé. Si le stertor se prolonge, on assiste alors à cet état de mal dont il a été question plus haut.

Tel est dans son ensemble l'accès type, l'accès de grand mal épileptique, et l'on voit à quel point l'accès éclamptique peut lui être superposé. Que l'on n'assiste pas à l'aura, que l'on ne possède aucun renseignement antérieur, que le cri initial (1 cas de Tarnier, Tarnier et Budin) n'existe pas, que les évacuations alvines ne se produisent pas, alors même que le sujet aura repris toute sa présence d'esprit, on aura toutes les raisons d'hésiter. Nous avons assisté plusieurs fois à des crises éclamptiques d'évolution typique, et entre lesquelles, malgré la violence du processus, le sujet restait à ce point conscient, ayant toute sa mémoire et toute son intelligence, qu'il a fallu un contrôle sérieux pour éviter une erreur.

Dans ces dernières conditions, si l'on peut, lorsqu'ils ont existé, retrouver les phénomènes d'aura : aura précoce (tremblement, grincement de dents surtout nocturne, maladresse inaccoutumée, embarras de la parole, changement de caractère, prurits nasal ou glottique, quintes de toux, dyspnée), etc. ; auras plus tardives, pré-accès, sous la forme d'aura motrice (mâchonnement, clignotement, bâillements répétés, hoquet, quelquefois course véritable, mouvements giratoires) ; aura sensitive, la plus habituelle (sensation de vapeur chaude ou froide, engourdissement, fourmillement, douleur de boule ascendante); aura sensorielle (vision de certaines couleurs (rouge), d'objets ou de personnes, hyperacousie, surdité brusque, sifflements, odeurs infectes, goûts métalliques); aura viscérale (spasme glottique, palpitations, gastralgie, vomissements, ténesme rectal) ; aura psychique (acte impulsif, crise de mélancolie, de terreurs, de répulsion), alors le doute ne sera plus permis; tout au plus, s'il n'existait comme aura que les troubles visuels (amblyopies, visions), ou les troubles viscéraux (gastralgie, vomissement) pourrait-on réfléchir, mais l'aura n'est pas unique, spécialisée, n'est pas seul symptôme différentiel de la crise épileptique.

Obs. XVII (personnelle). — Mme A..., Ipare, 21 ans, domestique.

Cette femme, hospitalisée à Michelet, est amené à la Maternité, à la suite d'une crise que l'on a constaté dans cette maison.

Antécédents héréditaires et *personnels* nuls, sauf il y a 3 ans, en 1899, où elle a été prise de 3 crises, probablement analogues à celle qui la fait amener.

1re *grossesse actuelle*. — Dernières règles, 12 décembre 1901 ; terme de 8 mois.

Entrée le 5 août à Michelet ; pas d'albumine. Alimentation normale.

17 *août*. — Dans la nuit, elle a été prise d'une crise brusque, annoncée par un cri, durant 5 à 6 minutes, mais consistant en raideur générale avec les membres épars, avec morsure de la langue ; pas d'émission d'urine, pas de crise de larmes. Le retour à la connaissance est presque immédiat et total. On peut même faire marcher la malade aussitôt. Pas trace d'albumine.

18 *août*. — Léger œdème des jambes. Traces de morsures de la langue. Aucun souvenir de la crise. Anesthésie absolue ; abolition totale des réflexes, sans zones hyperesthésiques.

Les crises ne se sont pas renouvelées dans les 15 jours suivants. Accouchement à terme d'un enfant vivant de 2.290 grammes, sans lésions placentaires.

L'unicité de la crise, l'absence d'albumine, les symptômes de névrose sont en faveur de celle-ci ; il semble donc que l'hésitation ne puisse pas exister : il n'en est pas de même de l'observation suivante.

Obs. XVIII (personnelle). — Mme P..., 39 ans, VIIpare, blanchisseuse.

Cette malade est amenée à la Maternité pour des troubles visuels accompagnés d'un mauvais état général.

Antécédents héréditaires. — Le père est mort paralysé. autrefois alcoolique. Mère vivante et bien portante, sans antécédents nerveux.

Aucun antécédent personnel.

Premières règles, 13 ans, irrégulières.

1re *grossesse*. — 20 ans, à terme. Enfant vivant. Fille bien portante. Suite de couches normales.

2e *grossesse*. — 22 ans.

3e *grossesse*. — Elle aurait eu des accès d'éclampsie pendant cette grossesse, qui s'est cependant terminée à terme par la naissance d'un enfant, bien portant actuellement. Suites de couches normales.

4e *grossesse*. — 26 ans, à terme. Enfant vivant. Mort à 5 ans de méningite tuberculeuse.

Suites normales.

5e *grossesse*. — 28 ans, à terme, enfant vivant, bien portant. Suites de couches normales.

6e *grossesse.* — 35 ans. Elle a été, cette fois, conduite à la Maternité, avec le diagnostic de crises d'éclampsie, qui ont déterminé la provocation de l'accouchement à 8 mois. Enfant vivant, mort le 9e jour. Depuis cette grossesse, elle a toujours eu de l'albumine dans ses urines et s'est soumise au régime lacté presque continuel.

7e *grossesse.* — Actuelle. Dernières règles, 5 août, ce qui la fait enceinte de 5 mois; l'enfant est vivant. Rien de spécial à noter, si ce n'est un œil atteint de troubles visuels (vision très basse et trouble, rétinite albuminurique ?) L'autre œil (gauche) à la suite d'un accident n'existe plus.

21 *février.* — Cette femme est prise tout d'un coup d'un accès convulsif, sans aura ; accès composé de mouvements toniques et cloniques, avec morsure de la langue, mais qui dure 20 minutes et se termine par une émission involontaire considérable d'urine (au point de tout traverser). On constate de l'écume rougeâtre aux lèvres. Agitation considérable.

Elle aurait eu, le 3 septembre 1902, un accès semblable terminé par une émission d'urine analogue, accompagnée aussi de mucosités buccales sanguinolentes et morsure de la langue.

La respiration est stertoreuse. Puis l'agitation cesse, et la reprise de connaissance est instantanée (20 minutes de durée).

La sensibilité cutanée, explorée quelque temps après, est normale partout bien que l'anesthésie pharyngée soit absolue, mais il n'y a jamais eu ni douleurs épigastriques, ni céphalée. Un peu d'œdème des membres inférieurs cependant, mais *aucune trace d'albumine.*

22 *février.* — Nouvel accès semblable au premier, avec crises successives qui auraient duré une heure et demie, accès qui se serait terminé par une émission d'urine et de matières. Les bruits du cœur de l'enfant ont disparu. Montée laiteuse.

11 *avril.* — Début de travail, puis expulsion spontanée d'un fœtus d'environ 5 mois à 5 mois et demi. Délivrance naturelle et incomplète. Le placenta ne présentait aucune hémorragie, ni ancienne ni nouvelle.

On voit dans cette observation qu'il y a des symptômes participant à la fois de l'épilepsie comme de l'auto-intoxication. Les accès séparés, leur longueur, sans coma, sans retentissement général, l'émission terminale et surtout considérable d'urine, l'absence de prodromes toxiques (céphalée, douleur épigastrique), la présence de l'anesthésie pharyngée sont en faveur de l'épilepsie ; et le contrôle en a été fait par la constatation d'un placenta absolument indemne, de même que par la présence d'attaques (non caractérisées) existant dans les grossesses antérieures et suivies toutes deux d'accouchement à terme ; mais en faveur de l'éclampsie, on pourrait invoquer un peu d'œdème des jambes, les phénomènes convulsifs eux-mêmes, l'accouchement prématuré, les troubles visuels, l'albumine à la grossesse précédente, la mort du fœtus.

On comprend par l'énumération et le parallèle de tous ces symptômes l'extrême difficulté du diagnostic, et l'hésitation est presque pardonnable, qui a fait mettre sur la feuille d'observation épilepsie ou éclampsie, tout en penchant d'une façon manifeste vers la première hypothèse.

En face de cette observation douteuse, mais plutôt en rapport avec des crises d'épilepsie, nous voulons donner une observation douteuse aussi, mais en rapport avec des attaques convulsives éclamptiques, bien que certains symptômes soient plutôt en faveur de la névrose.

Obs. XIX (personnelle) —. Mme V..., 27 ans, brodeuse, Ipare.

Entrée à la Maternité pour une céphalée violente et de l'œdème des membres inférieurs. Aucun *antécédent héréditaire* ou *personnel* ; aucune tare spécifique, nerveuse ou éthylique.

Premières règles, 18 ans, régulièrement pendant 4 jours.

1re *grossesse actuelle.* — Dernières règles, 20 novembre (7 mois) ; évolution normale jusqu'au 3 juin.

3 *juin.* — Céphalée violente, œdème envahissant les jambes, la face, les yeux.

Entrée, 12 *juin.* — Albumine en quantité considérable. Constipation opiniâtre. Œdème de la face, sus-pubien, aux membres inférieurs. Fœtus mobile. Bruits du cœur bons. Col long, perméable à l'orifice externe.

3 heures soir. — Pendant toute la matinée, céphalée violente. Puis, *sans prodromes*, la malade est prise de mouvements convulsifs irréguliers des bras et des jambes avec déviation des yeux en dehors, écume et raideur passagère. Pas de miction.

La langue n'a pas été mordue. Durée, 5 minutes.

Coma ; insensibilité complète. Aucun souvenir ultérieur de la crise.

13 *juin.* — Céphalée violente et troubles de la vue. Aucune douleur épigastrique. Mais pas d'urine. Un peu de bouffissure des paupières.

14 *juin.* — Tous les symptômes sont effacés. La céphalée et les troubles visuels ont disparu. *Pas d'albumine.* 600 grammes d'urine.

Mais la sensibilité générale n'existe pas ; l'odorat, le goût sont affaiblis ; il n'existe toutefois pas d'hyperesthésie. Les réflexes oculaire, pharyngien, rotulien sont abolis.

18 *juin.* — Céphalée réapparue. 2.300 grammes d'urine et 4 grammes d'albumine, avec un peu de pus, des cellules épithéliales pavimenteuses et quelques cellules rondes du bassinet. Densité, 1.031.

19 *juin.* — 4 grammes d'albumine. Céphalée et étourdissement passagers. Régime lacté absolu.

20. — 3 grammes d'albumine. Pas de maux de tête.

21. — 2 gr. 5 d'albumine. Pas de maux de tête.

22. — 2 grammes d'albumine.

23. — 2 grammes d'albumine.

24. — 1 gramme d'albumine. La face est un peu œdématiée. Enfant vivant.

25. — 1 gramme. Bon état général.

26. — 0 gr. 50 d'albumine. Les mouvements ont disparu, de même que les bruits du cœur.

27. — 0 gr. 50 d'albumine.

28. — 0 gr. 50 d'albumine.

2 *juillet.* — Début du travail. Accouchement spontané d'un enfant mort, de 850 grammes.

Placenta avec 3 foyers hémorragiques anciens et nouveaux.

On voit que, malgré les signes d'anesthésie et la crise convulsive unique, le doute ne peut guère persister, et que la preuve anatomo-pathologique en a été largement faite.

Antérieure à l'albuminurie ou aux accidents convulsifs analogues, l'existence d'œdème des membres inférieurs, l'oligurie surtout accompagnée de teinte foncée des urines, de ces urines méthémoglobinuriques dont Bar a montré la gravité de pronostic, l'albuminurie d'intensité variable alors qu'elle existe, seront d'un utile secours. La disparition des bruits du cœur de l'enfant, disparition brusque alors qu'on ne trouve aucune autre raison pour l'expliquer, plaiderait en faveur de l'auto-intoxication gravidique, et plus tard les lésions placentaires avec leurs hématomes récents ou anciens étant à la fois la résultante de cette intoxication en même temps que la conséquence de la mort du fœtus.

On conçoit combien peut être difficile le diagnostic si la crise à laquelle on assiste est écourtée ou changée dans une de ses périodes. La phase des convulsions toniques peut, dans les deux cas, être écourtée ou même faire défaut ; l'ordre d'apparition des convulsions peut être inversé. Les convulsions cloniques ne se montrent pas toujours généralisées ; dans certains cas, elles se limitent ou prédominent à la face, aux membres supérieurs, cette prédominance pouvant amener aussi la confusion avec des accès d'épilepsie jacksonienne, d'épilepsie localisée. De plus, le caractère constant de l'attaque comitiale, c'est-à-dire la non-conscience de la crise traversée existe chez toutes deux ; quelquefois même, on trouve dans l'épilepsie cette amnésie rétrograde qui porte et sur l'accès et sur les événements qui l'ont précédé, amnésie qui existe au maximum dans l'éclampsie, aussi bien en ce qui concerne les faits nouveaux (âge de la grossesse, époque des dernières règles) qu'en ce qui touche les faits anciens (nom, âge, domicile, profession, etc.).

Telle est, à notre avis, et c'est pour cette raison que nous avons voulu la mettre en premier, la maladie capable d'imiter le mieux, au point de vue clinique, l'auto-intoxication gravidique, nous réservant de parler plus tard de l'urémie, dont la ressemblance au point de vue clinique comme au point de vue anatomo-pathologique (en ce qui concerne l'émonctoire rénal) est telle qu'il y a peut-être lieu de la relier étroitement avec l'éclampsie.

§ 2. — **Hystérie.**

Ici l'erreur sera moins facile, l'hystérie se montrant moins fréquemment chez la femme enceinte, et les phénomènes étant surtout plus différenciés dans chacun des deux cas.

L'accès éclamptique, en effet, ne présente pas l'aura souvent typique de la grande attaque d'hystérie. Les phénomènes de dépression (tristesse, maussaderie, recherche de la solitude), les phénomènes d'excitation (marche, gesticulation), les hallucinations oculaires, en général unilatérales du côté anesthésié (visions d'animaux, fantômes, etc.), à marche toujours analogue, du côté lésé vers le côté sain, n'existent pas. L'aura, surtout typique, prélude immédiat de l'attaque, avec la douleur localisée en général au niveau de l'ovaire, du côté gauche le plus souvent ; la boule hystérique qui peu à peu remonte vers la région du cou, qui amène la sensation d'étouffement, de strangulation, les battements précipités des tempes, les sifflements d'oreilles sont symptômes inconnus dans l'accès éclamptique. Seuls peut-être les troubles de la vue (obscurcissement de la vision) existent-ils dans les deux cas, mais ils sont accompagnés de tous les autres prodromes. De même les nausées, les vomissements, la tympanite, le ptyalisme, la polyurie, les spasmes respiratoires, laryngés ; les secousses, les tremblements, les sensations de froid et de chaud sont plus spéciaux à l'hystérie.

L'attaque à laquelle on assiste (attaque de grand mal) ne ressemble guère à l'attaque gravidique que dans ses premiers instants. Comme elle, brutale, quelquefois sans cri initial, elle présente la division en trois phases, tonique, clonique et de résolution. Elle peut même s'accompagner de morsure de la langue. La phase tonique présente le plus souvent l'attitude d'extension avec décubitus dorsal ; la phase clonique a une prédominance de mouvements marquée d'un seul côté. Mais la phase de résolution stertoreuse est souvent traversée par des spasmes, des contractions passagères, des secousses généralisées qui soulèvent les malades et les ramassent en boule. Les paupières sont animées de mouvements rapides.

A ces trois phases succède alors ce que l'on ne trouve pas dans l'éclampsie, la période des contorsions et des grands mouvements. Le clonisme exagéré de l'hystérie, les attitudes invraisemblables, en arc de cercle, n'en font pas partie, non plus que les grands mouvements de salutations, les mouvements de flexion et d'extension des membres, les mouvements de rotation de la tête. Les cris, les attitudes de terreur, l'extase, la joie qui précèdent ou accompagnent les attitudes passionnelles sont caractéristiques et s'enchevêtrent avec la période terminale, la période de délire.

Enfin, brusquement, après quelques instants de silence et d'immobilité, la malade se réveille, un peu fatiguée, à peine courbaturée, mais avec toute sa connaissance et capable de reprendre ses occupations. Ce dernier fait, nous l'avons dit, peut peut-être exister dans l'accès gravidique, mais il est rare que la reprise de connaissance soit si parfaite dès le premier instant et surtout qu'elle s'accompagne, comme cela est fréquent dans la névrose, de polyurie, de pleurs, de rires, de hoquet, etc. La durée de l'attaque d'hystérie est aussi plus longue en général, et si l'on a pu voir des attaques d'éclampsie durer 15 à 30 minutes, celles de l'hystérie oscillent plutôt entre 15 et 50 minutes et même les 3e et 4e périodes se prolongent quelquefois pendant des heures et même des jours entiers.

L'interruption de l'attaque enfin est possible, soit en comprimant les zones hystérogènes, soit au moyen d'une excitation quelconque un peu vive, d'appels réitérés, etc. L'état de mal vrai, c'est-à-dire les crises subintrantes, sont plus rares dans l'hystérie, et l'on assiste plutôt à des accès qui se produisent à intervalles plus ou moins éloignés, réguliers ou inégaux, avec une fixité vespérale assez fréquente.

Buscarlet, au Congrès de Genève, en septembre 1896, rapporte un cas de néphrite *a frigore*, ayant amené la mort du produit de conception, et dans le cours de cette néphrite sont survenues des crises convulsives hystériques pouvant faire croire à de l'éclampsie. Ces crises en étaient distinguées par l'absence de vomissements, de troubles de la vue, de convulsions de la face et de coma, et, *de plus*, par la répétition de *toutes* les crises, *toutes* les nuits à la même heure.

La *petite attaque d'hystérie*, l'attaque vulgaire, est, elle aussi, représentée par les mêmes troubles prodromiques qui précèdent les grandes attaques et qui aboutissent à l'aura. Célle-ci existe toujours et les périodes secondaires sont moins violentes, mais malgré cette atténuation la confusion semble difficile.

Seule la phase tonique, avec la respiration interrompue, le cou gonflé, la face congestionnée, la suffocation, pourra simuler la phase tonique de l'éclampsie. Mais l'existence dans la période clonique, de cris, de contractures violentes avec attitudes en arc, salutations, et dans la période post-convulsive, les rêves à haute voix, sans gestes, mais avec des intonations ou des marmottements à voix basse, ne prêtera pas à confusion.

Là aussi la durée de la crise est grande, de 15 à 30 minutes.

Quelques autres signes différentiels existeront entre les deux genres d'accès. Il est rare que la température s'élève beaucoup pendant l'accès hystérique, mais nous savons que cet élément de diagnostic est d'une valeur fort contestable, puisqu'il existe des éclampsies sans température.

Là, du reste encore nous ne trouvons pas la cause de l'élévation thermique, puisque, malgré la longueur des crises et leur violence, la crise est souvent unique, très éloignée d'une seconde crise, et, par suite, le travail musculaire est relativement faible. Il n'est pas question ici de la fièvre hystérique, qui se montre en général à l'état de symptôme isolé avec céphalée, courbature, sueurs inter-convulsives, etc., sans cependant monter jusqu'à 41-42° et plus.

La non-existence d'albumine, de règle dans l'hystérie, sera un meilleur symptôme, bien qu'il faille faire ici encore la réserve au sujet des albumines acéto-solubles. Mais la polyurie claire, limpide, post-convulsive n'existera pas dans l'éclampsie. Il est de plus habituel que la coexistence d'attaques anciennes vienne confirmer le diagnostic, et la difficulté n'existerait guère qu'en présence, ou bien d'une femme dans le coma, ou dans le mutisme succédant à une attaque, ou ayant alors par hasard sa première attaque d'hystérie à l'occasion de sa première grossesse ou de ses premières douleurs.

On a invoqué, comme élément sérieux de diagnostic l'inversion des phosphates qui existe, d'après Gilles de la Tourette et Cathelineau (La nutrition dans l'hystérie. *Progr. méd.*, 1890), dans l'hystérie au moment des attaques, et qui n'existerait pas dans l'accès éclamptique. MM. Gilles de la Tourette et Cathelineau ont expérimenté sur 10 malades à l'état de crise et ont émis les considérations suivantes. L'urine totale des 24 heures qui suivent l'attaque n'est pas de volume très supérieur à l'urine des 24 heures qui ont précédé la crise, mais il y a dans ces cas une diminution considérable du résidu fixe : le taux de l'urée s'abaisse à une moyenne de 13 gr. 27 au lieu de 20 gr. 78 (chiffre antérieur) ; l'acide phosphorique total tombe de 2 gr. 50 à 1 gr. 24. D'autre part, si l'on compare les acides phosphoriques terreux et les acides phosphoriques alcalins, le rapport des premiers aux seconds, qui était à l'état normal comme 1 est à 3, devient après l'attaque comme 1 est à 1. Il y a par conséquent inversion de la formule des phosphates.

Or, chez les éclamptiques, l'inversion n'existe pas, c'est-à-dire que la proportion des phosphates terreux (chaux et magnésie) reste comme 1 est à 3 par rapport aux phosphates alcalins (soude et potasse). M. Budin rapporte à l'appui de ce fait une observation prise à Saint-Louis, où, bien qu'il se fût agi d'attaques d hystérie observées en dehors de l'hôpital et suivies d'accès de confusion mentale hallucinatoire analogues à ceux qui surviennent après les accès d'éclampsie, le diagnostic fut tranché après la constatation de l'inversion évidente des phosphates.

La valeur diagnostique de cette formule urinaire a été contestée par MM. J. Voisin, Féré, Royer, Poëls, qui soutiennent que l'inversion des phosphates est très rare dans l'hystérie et qu'elle peut se rencontrer aussi dans l'épilepsie, soit à la suite des accès, soit pendant les périodes intercalaires.

A ces critiques, MM. Gilles de la Tourette et Cathelineau ont répondu en affirmant à nouveau que l'inversion de la formule des phosphates est la règle dans la crise d'hystérie et l'exception dans l'épilepsie, que d'ailleurs ce n'est point l'inversion des phosphates seule, mais la formule urologique tout entière qui est caractéristique.

Toutefois, sans rien préjuger de la valeur du signe donné par Gilles de la Tourette et Cathelineau, il est facile d'établir qu'il repose sur un dosage des phosphates alcalins et alcalino-terreux dont le mode opératoire comporte de nombreuses erreurs. En principe, ce dosage consiste à verser dans l'urine assez d'AzH^3 pour la rendre nettement alcaline. Il se forme un précipité. Le liquide filtré tient en dissolution les phosphates alcalins, constitués par du phosphate tricalcique et du phosphate ammoniaco-magnésien.

Deux dosages d'acide phosphorique effectués, l'un dans la dissolution, l'autre sur le précipité, nous feront connaître les proportions de ce corps existant à l'état de phosphates alcalins d'une part et de phosphates terreux d'autre part.

Examinons avec quelques détails les divers points de cette réaction :

Les phosphates alcalino-terreux qui sont en solution dans l'urine s'y trouvent à l'état de phosphates neutres et surtout de phosphates acides. Quand nous ajoutons de l'AzH^3 à cette solution, nous précipitons les phosphates de chaux neutres et acides à l'état de phosphates tricalciques. La réaction peut se schématiser par la formule suivante :

$$3\,[(PO^4)^2CaH^4] + 4AzH^4OH = 4PO^4H^2AzH^4 + (PO^4)^2\,Ca^3 + 4H^2O.$$

Nous voyons immédiatement que le PO^4H^3 du phosphate de chaux est fragmenté en deux parties dont l'une en solution à l'état de phosphate ammoniaque et l'autre se précipite sous forme de phosphate tricalcique. De telle sorte que dans le dosage on considérera comme appartenant aux phosphates alcalins une partie de l'acide phosphorique qui se trouvait uni à la chaux sous forme de phosphates monocalciques.

D'ailleurs, ainsi que le fait remarquer M. Brelet, on peut précipiter des phosphates de chaux et de magnésie, des liquides artificiels, dans lesquels ne sont entrés aucun de ces composés, et on en précipite d'autant plus que, la quantité d'acide phosphorique étant constante, des sels de chaux ou de magnésie seront plus abondants. De telle sorte que l'ingestion de carbonate de chaux, de sulfate de magnésie peut amener dans l'urine la précipitation totale de l'acide phosphorique, de phosphate calcique ou de phosphate ammoniaco-magnésien.

En résumé donc, sans se baser sur cette conception entachée d'erreur, de l'inversion des phosphates, à moins de se trouver en présence d'une attaque d'hystérie fruste, larvée, l'aspect même de la crise, sa violence, ses aspects particuliers, sa terminaison névropathique fréquente, enfin et surtout l'anamnèse ne laisseront pas longtemps de doute dans l'esprit et indiqueront le pronostic et le genre de traitement. Il est du reste facile, lorsque le sujet se trouve en dehors d'une période de coma, de retrouver les stigmates hystériques types de la névrose : stigmates sensitivo-sensoriels, c'est-à-dire l'anesthésie, quelquefois compatible avec la persistance des réflexes normaux, pouvant siéger aussi bien sur la muqueuse buccopharyngée, nasale, qu'auriculaire ; l'amaurose, qui est unilatérale, par suite impossible à confondre avec des troubles visuels toxi-gravidiques : la dyschromatopsie, hémianesthésie, hyperesthésie généralisée ou partielle, zones hystérogènes, allochirie, etc.

Stigmates moteurs : amyosthénie partielle ou généralisée, gauche plus souvent que droite, contractures.

Stigmates mentaux : plus difficiles à retrouver dans l'interrogatoire et plus faciles à confondre s'il n'existe que de l'amnésie, mais souvent localisés, systématisés; l'aboulie, les troubles des émotions et du caractère.

Tous ces phénomènes qui précèdent, servant de cadre aux attaques de grande ou de petite hystérie, n'auront en rien leurs homologues chez l'éclamptique, et si, par hasard, le plus léger doute peut persister en présence d'une attaque et surtout d'un coma, il est rare, lorsqu'on peut les observer, de conserver un instant d'hésitation.

§ 3. — Chorée.

Nous n'avons guère à nous occuper ici que de la chorée grave avec asphyxie. Comme la toxémie gravidique, elle frappe surtout les primipares, en particulier les femmes entre 18 et 25 ans (28 cas sur 49 dans la statistique de Bamberg). Mais elle a ceci de spécial qu'elle a une prédilection marquée pour la première moitié de la grossesse et se montre d'habitude vers le troisième ou quatrième mois. Son apparition au neuvième mois est exceptionnelle, de même que dans le post partum, bien qu'elle puisse, dans ce dernier cas en particulier, se montrer sous la forme de *chorea lactantium*.

Cette forme grave est d'une excessive rareté, et sa terminaison mortelle est aussi rare et due plutôt à la continuité des mouvements qu'à des lésions cardiaques concomitantes ou à des phlegmons développés à la suite d'excoriations produites sur les membres, aux genoux. On n'a guère l'occasion d'observer un cas de chorée grave à l'état de mal choréique, comme l'a appelé Charcot, sans avoir assisté aux mouvements convulsifs antérieurs à cet état.

Dans le cas où l'on aurait été à même de les constater, le doute ne serait plus permis : ces mouvements présentent, en effet, un ensemble particulier de caractères : vifs, rapides, ils se montrent à l'état de repos comme pendant l'exécution des mouvements volontaires, continus, constants, sans *vrais accès*, *illogiques*, *sans rythmes*, ils ne s'accompagnent d'aucune rigidité musculaire et ressemblent avec leur mollesse à des mouvements voulus et étudiés. Exagérés par l'émotion et les mouvements volontaires, ils se passent donc à l'état de veille absolue et en pleine connaissance. Tous ces caractères nets et tranchés, antérieurs à l'état de mal choréique, les individualisent donc fort bien.

Dans la chorée grave qui nous occupe, les gesticulations, semblables à celles de la chorée simple, peuvent être généralisées ou localisées, mais elles sont d'une intensité considérable, pouvant envahir les muscles du pharynx, du larynx, donnant lieu à des troubles de la respiration. Réveillés comme les accès d'éclampsie par le palper abdominal ou le toucher vaginal, ils peuvent l'être aussi par les mouvements du fœtus, mais on les voit évoluer d'une façon bien spéciale. Ils diminuent d'étendue et d'intensité, disparaissent peu à peu complètement, remplacés seulement par quelques soubresauts des tendons. Souvent des phénomènes de délire, des troubles de l'intelligence se montrent. La face et les lèvres se cyanosent et la mort survient dans un demi-coma avec ou sans délire. La fièvre, qui peut manquer, s'élève le plus souvent à 38°, 39 ou 40°.

Les différences sont donc, malgré la possibilité d'existence du coma, de la température, assez tranchées pour que l'hésitation soit difficile. Les anamnestiques, les mouvements antérieurs, la chorée déjà existante aux grossesses précédentes, le genre même des mouvements, leur allure, leur forme, et surtout, sauf dans la période tout à fait terminale, la persistance complète de la connaissance en sont les termes principaux. La température seule, en effet, ne pourrait servir de signe distinct puisque là encore nous la voyons s'élever avec la violence, la répétition, le véritable état de mal des mouvements. Malgré cette similitude, trop de caractères particuliers vraiment distinctifs existent pour que l'embarras soit longtemps possible.

Toutes les névroses qui précèdent sont, en dehors de l'intoxication urémique, les causes les plus fréquentes d'erreur de diagnostic. Mais en dehors de ces névroses, il existe des lésions cérébrales vraies, qui sont susceptibles de prêter à des confusions graves. Telles sont la *congestion cérébrale*, l'*épilepsie jacksonienne*, les *tumeurs cérébrales*.

§ 4. — Congestion cérébrale.

Les accidents dus à la congestion cérébrale sont toutefois plus difficiles à méconnaître encore, en raison surtout de l'âge des malades et des symptômes qui l'ont précédé.

Dans les cas de congestion cérébrale aiguë de forme légère avec prédominance des phénomènes d'excitation, on voit des malades pris rapidement d'un violent mal de tête, avec troubles de la vue (éblouissement, photophobie, vision de raies de feu, de barres rouges, de flammèches), obnubilation cérébrale, tendance au vertige, bourdonnements d'oreilles, disparition de la mémoire.

D'autre part, les congestions cérébrales de genre épileptiforme se traduiront en plus par des phénomènes d'excitation d'intensité et de durée variables susceptibles de prêter à confusion, que ce soient des spasmes musculaires, quelques secousses des muscles de la face, ou des convulsions généralisées avec ou sans perte de connaissance. Et les crises peuvent être très rares, même uniques, ou quelquefois au contraire très rapprochées et subintrantes.

Quant à la forme grave, les phénomènes prémonitoires existent à peine, et la malade tombe comme une masse avec perte de connaissance, respiration stertoreuse et coma. Les artères et le cœur battent violemment. Dans certains cas même, l'ictus est précédé de bouffées de chaleur, de céphalée avec pesanteur de la tête, d'étourdissements, d'impressionnabilité exagérée des sens. Ce coma peut durer quelques minutes ou quelques heures, et la connaissance revient peu à peu, précédée d'une légère élévation de température. Ces phénomènes prémonitoires pourront donc ressembler à ceux de l'éclampsie, mais la congestion cérébrale est presque toujours tardive comme apparition ; les femmes n'y sont sujettes que tard, au moment de la ménopause, alors qu'elles ne sont plus dans la possibilité d'être enceintes.

La goutte, la fatigue intellectuelle en sont les principaux facteurs étiologiques, de même que l'artério-sclérose. Peut-être les cas de congestion cérébrale que l'on peut rattacher aux tumeurs cérébrales, aux abcès cérébraux, aux hémorragies des méninges pourront ils en imposer, mais la coïncidence de ces accidents cérébraux avec la gravidité est à ce point rare que le diagnostic n'en pourrait être fait que par exclusion.

Aux symptômes d'avertissement qui pourront être communs aux deux affections, il faudrait ajouter pour l'éclampsie la vision trouble, la douleur épigastrique si nette et si probante, la présence très fréquente de l'albumine, l'oligurie, l'œdème des membres, etc.

Il est rare, de plus, que le coma éclamptique se produise avec la soudaineté du coma cérébral; les artères, bien que tendues, ne battent pas avec la violence de celles des artério-scléreux. Seule la légère élévation de température aura un peu son équivalence dans l'auto-intoxication, mais les accès éclamptiques se répéteront souvent, entrecoupant le stertor, le coma n'aura pas l'intensité, la profondeur de celui de la congestion, et la température au lieu de s'élever un peu augmentera le plus souvent avec le nombre des accès pour atteindre jusqu'à 40° et 41°.

§ 5. — Epilepsie jacksonienne.

L'épilepsie jacksonienne se montre avec ses deux phases, l'une tonique, courte, tétaniforme, l'autre plus longue, clonique, dont le début ne se manifeste d'abord que dans un petit groupement musculaire, que ce groupement siège à la face, au bras, à la cuisse.

Le type à début facial ne suit-il pas la période d'invasion éclamptique avec ses globes oculaires en haut et en dehors, ses muscles qui tressaillent, sa rotation de la tête vers le côté où les excitations ont commencé, puis ses mâchoires serrées et sa langue mordue et saignante. Remarquons cependant que dans le jacksonisme la morsure se fera toujours du même côté. Faisant suite aussitôt à ces convulsions localisées, le même cycle se déroule au bras, à l'avant-bras, aux mains dont les doigts se ferment; puis c'est le tour du thorax, puis des membres inférieurs.

Mais là, nous trouverons l'évolution progressive, le début toujours fixe, la généralisation se faisant toujours de même, le point de départ plus fréquent au bras (index, pouce) qu'à la face où le symptôme initial est souvent la trémulation de la langue, la localisation fréquente à la moitié du corps, et le plus souvent une urine assez abondante, ne présentant pas ou peu d'albumine, une température qui, parfois basse, ne s'élèvera, si elle se présente, que dans les jours qui suivront ou alors dans les cas où les crises prennent la forme d'un véritable état de mal et où l'élévation thermique ne pourra plus servir alors d'élément différentiel.

Il est rare que l'éclampsie, même dans ses accès les plus brefs et les plus incomplets, ait un début à peu près toujours le même, et surtout cette localisation d'un seul côté du corps, ou une localisation hémiplégique. L'urine peu abondante, avec des caractères fréquents de coloration plus ou moins foncée, montrera le plus souvent de l'albumine en quantité considérable, et la température n'attendra pas, lorsqu'elle existera, plusieurs heures, s'accroîtra avec les accès, et cela d'autant plus que ceux-ci seront violents, prolongés et subintrants. L'aura douloureuse céphalique mais en un seul point constant, analogue au clou hystérique, la morsure précordiale, l'angoisse viscérale, sorte de colique indéfinissable, l'aura brutale, fulgurante à la façon des douleurs tabétiques surtout à l'extrémité des membres, au petit doigt, n'existeront pas ou jamais avec cette netteté et cette localisation dans le prééclampsisme.

Comme on le voit, il n'a pas été question de perte de connaissance : celle-ci en effet est rare ; et c'est pendant son évolution que l'on voit de préférence se généraliser les convulsions, la langue être mordue et l'incontinence d'urine survenir, à laquelle peut succéder une mono ou hémiplégie le plus souvent partielle et passagère, un affaiblissement de l'intelligence et la démence.

L'aura motrice que le malade perçoit au niveau de la paupière, au niveau du petit doigt qui se fléchit brusquement, le préviendra de l'imminence de la crise et n'aura pas d'analogue dans les prodromes de l'accès gravidique.

L'aura sensorielle (phosphènes, visions colorées, bourdonnements d'oreille, perceptions amères de la bouche, odeur de soufre) ; l'aura psychique (visions de scènes tragiques, incendies) ; l'aura vaso-motrice (sensation de fraîcheur, de liquides brûlants) ; l'aura sensitive (brûlures très violentes, torsions), n'existent pas dans l'éclampsie et sont, sous une forme ou sous une autre, un phénomène à peu près constant chez le jacksonien.

Tous ces phénomènes précurseurs, l'allure et la localisation presque inévitables de la crise, ne laisseront en général aucun doute dans l'esprit ; le coma même ne prêtera guère à l'erreur, car, sauf dans les accès subintrants sans reprise de connaissance mais toujours situés au même endroit, il se terminera vite, avec un retour absolu à la conscience, au réveil complet, à la suite duquel la malade reprendra ses occupations et ses travaux qu'elle venait de quitter.

Seules donc les crises larvées pourraient induire en erreur ; l'une d'elles surtout, caractérisée par des convulsions exclusivement toniques, amenant des contractures de la face, du cou, le bras étendu, l'avant-bras en pronation forcée et la main tordue à angle droit. Mais la conscience reste en ces cas toujours intacte.

Enfin, lorsque l'épilepsie jacksonienne tend à se généraliser, le mode d'envahissement est toujours unilatéral et gagne en quelques secondes tout le côté, puis à son tour le côté opposé se tétanise, mais toujours avec le même début, la même marche, la même évolution. En réalité, donc, l'erreur est difficile ; l'épilepsie corticale a une allure en général trop délimitée avec des symptômes trop caractéristiques, et sa rareté même empêchera de s'égarer sur cette piste.

§ 6. — **Tumeurs cérébrales.**

Les tumeurs cérébrales peuvent montrer dans leurs prodromes une ressemblance légère avec les prodromes éclamptiques.

La *céphalée*, phénomène constant dans les deux cas, est frontale ou occipitale, occupant tout le front, tout le globe oculaire, tout l'occiput ; d'abord sourde, peu à peu gravative, sujette à des exacerbations surtout, mais fixe et tenace après les repas et à un tel point accentuée que, même dans le sommeil, la malade gémit, pousse des cris aigus et prolongés dans le premier cas.

Celle de l'éclamptique est plus sourde, plus générale et plus en casque, n'est pas assez violente pour déterminer ces cris, ces gémissements.

Les vomissements, inconstants dans l'un et l'autre cas, n'ont pas dans le second la facilité, l'absence de nausées, l'apparence de régurgitation qui caractérisent les vomissements cérébraux, non plus que leur exagération et leur exacerbation concomitante des autres phénomènes de compression.

De plus, ils peuvent être accompagnés dans le premier cas de signes certains de la lésion d'un ou de plusieurs nerfs craniens : le IIIe semble être le plus souvent atteint (strabisme externe, ptosis, etc.), et de l'anesthésie douloureuse sur le territoire du Ve (phénomène caractéristique des tumeurs de la base).

Les *convulsions* pourraient donner lieu à une confusion facile, affectant aussi parfois le caractère subintrant ; elles font suite à la période de céphalée et se présentent avec tous les caractères les plus complets de l'épilepsie vraie, c'est-à-dire générale, avec les trois stades du grand mal. Mais il est rare que, comme elles sont fonction d'irritation corticale, elles ne revêtent pas un type jacksonien à début, localisation, allures spéciales avec son aura très précise, son spasme très limité, à la face, au bras, à la jambe.

Et si l'on se rappelle avec quelle facilité l'on peut confondre l'état de mal avec les crises éclamptiques pures, l'épilepsie jacksonienne, on comprendra la possibilité d'une erreur de diagnostic.

Mais il est rare que la crise gravidique s'accompagne de l'abêtissement progressif, de la déchéance intellectuelle, de la torpeur cérébrale, de l'anéantissement des fonctions psychiques qui sont consécutives à la céphalée. Il est rare aussi que les vertiges existent, vertiges avec obnubilations, vertiges ténébreux, comme disaient les anciens. La stase papillaire, l'étranglement papillaire, qui a pour cause la distension de l'espace intravaginal du nerf optique par le liquide encéphalique, phénomène de compression, sera toujours absent dans les intervalles des convulsions éclamptiques. L'amaurose ou l'affaiblissement de la vision chez l'albuminurique, ne s'accompagne pas de lésions compressives encéphaliques, et il arrive même souvent que dans des cas d'albuminurie intense, même sans prodromes, même sans éclampsie, on ne trouve à l'ophtalmoscope aucune lésion rétinienne, tandis que dans les cas de tumeur cérébrale les lésions sont constantes, perçues à l'ophtalmoscope, d'une haute valeur diagnostique et ne coïncidant pas toujours au début avec les troubles perçus par la malade.

Les tumeurs cérébrales, de par leur localisation, pourront enfin ressembler à ces cas de convulsions localisées rares dans l'éclampsie, mais elles s'accompagnent en général de paralysies flaccides ou simples et de symptômes moteurs ou sensitifs, tellement fixes que le doute ne sera pas permis.

Enfin, la lenteur même du processus, l'allure générale de l'affection, et en particulier la progression des phénomènes psychiques ne permettront pas longtemps l'hésitation.

Les troubles visuels des tumeurs cérébrales ont, du reste, une marche un peu spéciale. Les éblouissements sont les premiers en date. Ils sont passagers, durant une à deux secondes, se répétant 6 à 8 fois par jour. Plus tard, l'acuité visuelle diminue peu à peu, en même temps que se rétrécit le champ visuel. Diverses hémianopsies peuvent se rencontrer : hémianopsie binoculaire homonyme (destruction d'un des centres visuels corticaux, d'un des tubercules quadrijumeaux, ou d'une bandelette optique), hémianopsie monoculaire ou binoculaire hétéronyme (lésion partielle d'un nerf optique ou du chiasma), etc.

§ 7. — **Intoxications et injections.**

Avant de traiter ce qui a rapport à l'ictère et à l'urémie, dont les symptômes et dont les lésions se rapprochent, dans des conditions différentes, il est vrai, de l'auto-intoxication gravidique, il nous faut dire un mot de deux accidents possibles et susceptibles tous deux, pour des raisons différentes, d'être confondus avec les attaques éclamptiques. Ce sont, d'une part, l'intoxication saturnine, d'autre part les accidents dus aux injections intra-utérines dont quelques-uns ont été attribués, du reste, à la nature du liquide employé et, par suite, rentrent dans les accidents toxiques (acide phénique, sublimé).

Intoxication saturnine. — Cette intoxication possède parmi ses différents genres de manifestation une forme dont les convulsions forment le fond. Cette forme, appelée par Grisolle épilepsie saturnine, ou éclampsie saturnine, sera susceptible, dans certains cas, de prêter à erreur.

L'*aura*, fréquente dans l'épilepsie, ce qui pourrait aider à la distinguer de l'éclampsie, est ici extrêmement rare, et la première attaque se manifeste d'une façon un peu spéciale. Il s'agit plutôt d'une sorte de *vertige épileptique*, mais dont la durée atteint plusieurs heures et se caractérise par une perte de connaissance rapide, avec abolition de la sensibilité générale, fixité des yeux.

Mais le plus souvent à ce vertige un peu spécial succède une nouvelle attaque, qui peut prendre d'une façon complète l'allure d'une *attaque gravidique*.

Dix minutes, en effet, ou quelquefois plusieurs heures après, surviennent des convulsions ; la malade tombe brusquement inerte, le corps se raidit, la face s'injecte, puis redevient pâle. Les membres sont agités de convulsions, la figure est grimaçante et convulsive, la langue est mordue, la respiration stertoreuse. Tout se termine en quelques minutes. Au réveil les malades peuvent, au bout de quelques instants, reprendre leurs sens ; dans d'autres cas, l'on voit survenir du délire, qui cesse généralement au bout de peu de temps (quelques minutes) pour faire place à une nouvelle attaque plus intense que la première, et les attaques peuvent ainsi devenir subintrantes. Et l'on peut se trouver, non plus en face de périodes de délire séparant les attaques, mais d'un état de torpeur, pendant lequel le malade a perdu toute conscience, proférant des cris et des plaintes, en proie même parfois à une agitation considérable. Les pupilles sont alors en général dilatées ; le pouls et la respiration sont lents.

Quelquefois, les attaques sont irrégulières et difficiles à caractériser, quelquefois il y a des convulsions partielles.

La mort peut survenir assez souvent pendant l'attaque ou après un coma plus ou moins long.

A ces phénomènes cliniques, il faut ajouter encore l'albuminurie très fréquente, due quelquefois à une néphrite aiguë (Wagner), mais le plus souvent à une néphrite interstitielle chronique. Cette néphrite peut, du reste, de son côté amener la mort par phénomènes urémiques, et l'on comprend combien il peut être difficile de distinguer cette urémie, à la fois, de *l'urémie concomitante à la gravidité*, à la fois de l'attaque *convulsive saturnine*, à la fois de l'attaque *d'éclampsie vraie*.

La *température* aussi est un des symptômes de la convulsion saturnine, température progressant avec les attaques, avec leur longueur, leur intensité, avec la longueur et la persistance du coma.

Il n'est pas jusqu'aux signes prodromiques de l'éclampsie qui ne puissent être simulés par l'encéphalopathie saturnine. La malade ressent, à un moment donné, dans la tête, une douleur gravative, sans localisation précise sur les régions craniennes, avec ou sans vertige. Une insomnie rebelle en résulte qui peut former à elle seule l'attaque encéphalopathique. Quelques individus sont frappés d'amaurose. Quelquefois des engourdissements, des fourmillements sont perçus dans les membres. Les urines, déjà, sont très souvent albumineuses, rouges, sédimenteuses.

On voit par l'ensemble de tous ces phénomènes combien il est possible de confondre les deux intoxications. Similitude de prodromes, similitude d'accès, même évolution, même succession, même coma, même élévation thermique, quelquefois mort.

Seuls les anamnestiques, si l'on peut les trouver, donneront la possibilité du diagnostic. La profession, aussi bien au moment des accidents que dans les mois ou les années qui ont précédé ; l'intoxication accidentelle par l'alimentation (pain renfermant du plomb, viandes cuites sur des braises provenant de la combustion de bois peints à la céruse, ou hachées avec des machines de plomb, ou renfermées dans des enveloppes de toiles peintes au chromate de plomb ; gibier ; conserves alimentaires renfermées dans des boîtes de fer-blanc plombifère ; pâtisseries colorées au chromate, etc.) ; l'intoxication par les eaux contenant du plomb ; l'habitation dans des appartements fraîchement peints à la céruse ; l'emploi thérapeutique de préparations de plomb (emplâtres de litharge, d'acétate de plomb, extrait de Saturne, etc). L'enquête, dans les cas d'hésitation, devra donc être la plus minutieuse possible.

L'existence en même temps du liséré gingival, des plaques de couleur ardoisée à la face interne des joues, au niveau de la face interne des dents sera caractéristique du saturnisme ; enfin et surtout, la précession de la plus fréquente manifestation de l'intoxication plombique servira d'élément différentiel.

Il n'est plus autant question d'intoxication accidentelle dans le chapitre qui va suivre, car viennent se mélanger à des phénomènes toxiques possibles des phénomènes mécaniques qui peuvent expliquer les accidents immédiats dus aux injections intra-utérines (injections d'air, injections de liquide dans les sinus utérins).

Incidents d'injection intra-utérine. — Les accidents immédiats, graves au moment des injections intra-utérines, ont été donnés comme susceptibles de tromper et de faire porter inévitablement le diagnostic d'éclampsie. Disons tout de suite que, malgré la similitude de quelques-uns des symptômes, la cause, la précession, la concomitance de l'injection avec les accidents qui la suivent, doivent presque aussitôt détromper. Même les accidents ultérieurs à une injection de sublimé, par leur allure spéciale, par leur manifestation même, ne peuvent longtemps abuser.

Nous voulons cependant en retracer les différentes modalités. Les injections d'eau *phéniquée* ont été surtout incriminées comme susceptibles de créer des accidents immédiats, semblables à la crise éclamptique. Tarnier a, le premier, dans des termes devenus classiques et reproduits déjà, retracé l'histoire de la syncope, du coma qui suit l'injection. Dès le début de l'injection en général, malaise, douleur abdominale plus ou moins accusée qui fait parfois pousser un cri. Puis, pâleur subite du visage et sueurs froides ; quelques malades ont, au contraire, la face congestionnée, violacée, gonflée ; la vue devient trouble, les yeux saillants s'élargissent largement, la respiration s'embarrasse, de gros râles se font entendre.

La perte de connaissance est le plus souvent immédiate, suivant aussitôt l'angoisse, la gêne dans la région précordiale, les éblouissements, le vertige, et l'on constate parfois quelques mouvements convulsifs de la face, des convulsions parfois toniques, parfois cloniques, mais le plus souvent sans ordre et sans analogie avec celles de l'éclampsie.

A ce moment le pouls est faible, souvent même imperceptible, d'une fréquence extrême, et la température s'abaisse à 36°, 35°, 34°. Les extrémités sont froides, inertes, insensibles, la peau décolorée, d'une pâleur excessive. Quelquefois cependant, le coma, la prostration sont accompagnés d'une température qui, à l'approche de la mort, atteint 38°,5, 39°, 40° même, pendant quelques heures.

Au lieu de ce coma presque immédiat, on voit souvent le malade s'engourdir, s'endormir et tomber bientôt dans un collapsus progressif qui se termine par la mort ; tandis que dans ces quelques cas, l'état est tellement grave que la mort semble imminente et que, dans d'autres, le coma et la mort sont rapides, celle-ci pouvant survenir en quelques instants, presque subitement. Le plus souvent, quand on suspend l'injection, la gêne respiratoire disparaît peu à peu, en même temps que la cyanose diminue et que les mouvements convulsifs et l'agitation cessent. Cette perte de connaissance peut durer aussi bien quelques minutes qu'un quart d'heure, une demi-heure, plusieurs heures. Les urines rendues ou obtenues par le cathétérisme sont rares, sanguinolentes le plus souvent, quelquefois supprimées.

Nous reproduisons ici à ce sujet une observation typique due à Sebillotte.

Obs. — Avortement. Injection intra-utérine phéniquée, avec une sonde en verre de Tarnier et un bock qu'on élève à 0 m. 80. Après 100 grammes environ injectés, la femme se plaint de douleur, se trouve mal, s'assied. Les yeux et la figure sont bouleversés. On arrête de suite l'injection. La malade retombe inerte, les yeux fermés, la bouche entr'ouverte, la face vultueuse, les lèvres rouges. La respiration est suspendue, le pouls imperceptible. Quelques instants plus tard, la respiration reparaît très faible, les membres s'agitent, la face reste violacée, le pouls très petit, impossible à compter.

Un quart d'heure après, les yeux sont ouverts, la femme s'assied, un peu étonnée, sans souvenir de ce qui s'est passé.

Les symptômes secondaires ont du reste confirmé l'accident primitif : dans l'après-midi, affaissement, dépression, nausées et vomissements bilieux peu abondants. Urine rare, sanguinolente et foncée.

Telle est la symptomatologie de l'accident dû à l'injection intra-utérine, telle qu'on l'observe dans les cas où l'on se sert d'eau phéniquée. Tarnier ajoutait à cet antiseptique le perchlorure de fer, le sulfate de cuivre (dont il rapporte un cas de mort rapide à la suite d'usage d'une solution à 5 p. 1.000), qu'il range avec l'acide phénique dans les antiseptiques susceptibles d'amener la mort par thrombose ou bien par intoxication rapide, quelquefois par entrée d'air dans les sinus utérins. Ajoutons à cette description l'observation de Bar dans le *Traité d'accouchements* de Tarnier et Budin, qui concerne une femme chez qui un lavement glycériné phéniqué fut suivi d'accès convulsifs immédiats, ressemblant à de véritables accès d'éclampsie (diagnostic : éclampsie, fait par deux médecins) et qui succomba 8 jours après avec des hémorragies intestinales incoercibles.

Malgré cette dernière observation, les anamnestiques seuls nous semblent suffisants pour faire le diagnostic, surtout lorsqu'on a affaire à une femme dont le passé obstétrical pathologique n'existe pas, chez laquelle on ne retrouve ni céphalées anciennes, ni insomnie, ni signe de Chaussier, ni œdèmes, ni troubles de la vue.

A plus forte raison ne se trompera-t-on pas lorsque ces accidents, susceptibles d'apparaître de suite pendant l'injection phéniquée, se montreront dans le maximum des cas tardifs, lorsqu'il s'agira d'injection de sublimé.

Ici, dans les cas les plus rapides, la mort ne survient que vers le 3e ou le 4e jour, mais elle est toujours ou presque toujours précédée de troubles buccaux ou intestinaux. On voit alors, pendant l'injection même, la malade se plaindre parfois d'une céphalée vive qui pourra disparaître assez vite ou persister jusqu'à la mort. Agitation, expression d'angoisse, avec hyperesthésie généralisée, insomnie, gémissements ; et si la parole est difficile, agacement, irritation de ne pouvoir se faire comprendre, apathie, torpeur, abattement dont on tire la malade avec peine, mais intelligence souvent intacte avec connaissance des personnes et des choses, jusqu'au collapsus.

Le pouls, profondément modifié, s'affaiblit, augmente de fréquence, pendant que la température reste normale ou s'abaisse. L'élévation de cette dernière n'existe que par suite de l'intensité des accidents de l'intestin ou de la bouche.

La respiration est stertoreuse, la torpeur semblable à celle de l'intoxication opiacée ; les pupilles sont égales et non contractées, réagissant comme d'habitude à la lumière. Quelquefois des contractions cloniques se montrent dans des groupes musculaires isolés, surtout aux avant-bras et aux doigts.

Malgré la fréquence des accidents tardifs, nous tenons à montrer la possibilité d'accidents presque immédiats aux injections en rapportant les différentes observations suivantes :

Heller (Contribution à la question du sublimé. *Archiv f. Gynæk.*, t. XXVI, p. 107), rapporte deux cas de collapsus légers immédiats.

Porak (*Soc. d'Obstétrique, Paris, Bull. de la Soc. d'Obstétrique*, 1888. Paris, 1889) cite un cas d'intoxication mortelle chez une femme dont on avait provoqué l'avortement.

Braun, de Fernwald (*Wien. Mediz. Wochens.* 1886, p. 1210). Présentation de l'épaule, procidence du cordon et d'un bras. Version podalique sous chloroforme. Dix minutes après l'expulsion du placenta, pendant une irrigation utérine prudente avec du sublimé à 1/2000, *subitement* syncope, complète insensibilité, relâchement des mâchoires inférieures, respiration faible, pouls radial à peine sensible, fréquent.

Budin et Auvard (Service de M. Budin, suppléé par M. Auvard). IIpare, enfant mort. Injection intra-utérine chaude d'un litre et demi de sublimé à 2/1000.

A la fin de l'irrigation, état lipothimique qui dure quelques instants.

La femme reste ensuite affaiblie et pâle. Mort dans les jours suivants.

Winter (*Centralblatt f. Gynäk.*, 1884, n° 28, p. 444). Fièvre pendant le travail. Injection intra-utérine de 4 à 5 litres de sublimé à 1/1000 ; suture du périnée sous une irrigation de 1 litre et demi de sublimé à 1/1000. Le 2e jour, évacuations abondantes, fétides, gris verdâtre avec ténesme. Malade presque comateuse, avec hyperesthésie généralisée, température basse, pouls fréquent, cris, plaintes répétées. Un peu d'albumine pendant quelques jours. Guérison.

Malgré toutes ces observations qui prouvent la possibilité d'un ictus brusque, susceptible peut-être de prêter à confusion, il nous semble que tout d'abord la signature donnée, quelquefois avant et toujours après, de l'intoxication par le sublimé (troubles intestinaux, gingivites, stomatites, etc.) ne doit pas laisser de doute dans l'esprit. Et cela surtout lorsque l'on a vu, lorsque l'on sait le moment où le premier symptôme est apparu. Cette coïncidence toute spéciale, l'interrogatoire qui fera connaître l'emploi en injections ou en lavements d'acide phénique, de sublimé, suffisent, croyons-nous, à empêcher toute confusion entre le coma particulier et les symptômes concomitants, et le coma éclamptique précédé ou associé d'un cortège symptomatique le plus souvent très bien tranché. Nous ne ferons que parler aussi en passant de la syncope, de l'ictère possible au cours d'une injection intra-utérine avec quelque liquide que ce soit, chez les femmes dont l'utérus aura été distendu, soit par un excès de liquide, soit surtout par une physométrie, et chez lesquelles un lavage mal pratiqué aura causé, par l'entrée dans les sinus utérins largement ouverts, l'entrée d'un peu de liquide ou d'un peu d'air.

Il s'est agi jusqu'alors de symptômes extra-hépatiques, extra-rénaux, si l'on peut s'exprimer ainsi, de symptômes, en un mot, n'intéressant pas ou très peu les organes chargés de l'élimination et de l'épuration de l'organisme. Or, on sait que pendant la grossesse, les organes dépurateurs, ces organes modificateurs, éliminateurs, sont, de par leur intégrité au moins relative (le foie, par exemple), la sauvegarde de l'enfant, la sauvegarde de la mère. Il est des cas où leurs lésions ne sont pas concomitantes de la grossesse, où ces lésions ont une symptomatologie telle qu'elle peut prêter à confusion, et à tel point que jusqu'à l'heure actuelle, non pas en ce qui concerne l'ictère, mais au moins en ce qui concerne l'urémie, les discussions et les divergences persistent encore.

§ 8. — Ictère grave.

Les symptômes cérébro-spinaux de l'ictère grave, qui ont de nombreux points de ressemblance avec tous ceux des grandes auto-intoxications et en particulier de l'auto-intoxication gravidique seront capables de faire confondre cette forme convulsive de l'atrophie jaune aiguë du foie avec l'éclampsie compliquée d'ictère, et nous retrouvons dans un certain nombre d'observations le mot éclampsie et la thérapeutique en rapport avec ce diagnostic, alors que les accidents observés n'étaient que la traduction d'une lésion spéciale sur laquelle l'autopsie ne laissait aucun doute (obs. de Meunier et Damaschino, 1864; Petit, 1863; Frerichs, 1877; Decaudin, 1877).

Et cependant, bien des symptômes différentiels existent d'une façon nette.

L'ictère de la femme enceinte, qui emprunte du reste une gravité considérable à l'état de gestation, est plus précoce que celui de l'éclamptique : il se montre en général avant l'accouchement, pendant la grossesse, alors que l'autre est secondaire le plus souvent à un début de travail, à un accouchement, à des acces convulsifs éclamptiques dont il est la terminaison fatale. *L'un* est précédé, en général, d'une phase préictérique avec courbature intense, sensation de perte absolue des forces, douleurs musculaires ou articulaires, prostration, état presque typhoïde, une langue sale et tremblante, des épistaxis, des troubles digestifs; quelquefois, le début même est celui d'un ictère catarrhal simple avec léger embarras gastrique, rebelle à tout traitement; quelquefois encore, le début est brutal avec frisson, céphalée violente, rachialgie, vomissements. *L'autre*, au contraire, est précédé d'une période déjà nette d'auto-intoxication, de phénomènes prééclamptiques si l'on veut, de symptômes cérébro-spinaux que nous connaissons bien (céphalée violente et continue, insomnie, agitation nocturne, troubles de la vue, douleur épigastrique, etc.).

Il est rare que la température n'existe pas dans l'ictère gravidique, surtout dans les sept ou huit premiers jours, oscillant entre 39 et 40°, ce que l'on ne verrait qu'à la fin de l'éclampsie ictérique, à la période vraiment terminale, alors qu'au contraire, dans le premier cas, au moment où apparaissent les grands syndromes toxiques, au moment où, dans l'ictère post-éclamptique, la température s'élève de plus en plus, dans ce premier cas, disons-nous, la température redevient normale, souvent même hypothermique, en même temps que le pouls, ralenti au début, va en s'accélérant de plus en plus. C'est là l'indice de la fin prochaine, ainsi que l'a dit Mossé, quand on voit les deux courbes du pouls et de la température se rapprocher, aller à la rencontre l'une de l'autre. Il est beaucoup moins habituel de voir l'ascension finale du thermomètre, et les températures agoniques de 41°, 42° n'en sont pas l'habituelle caractéristique. Ainsi donc, au lieu de la température normale ou peu à peu ascendante, au lieu du pouls plein, tendu, vibrant, on trouve ici la température élevée dès le début, puis normale et même hypothermique pendant que le pouls s'élève de plus en plus, mais reste petit, hypotendu, raide et inégal, susceptible d'élévation considérable au moindre effort. Telle est la grosse différence qui ne trompera pas, qui ne devra pas tromper (voir dans le chapitre suivant, *Urémie*, une observation personnelle). L'exploration du foie donnera, de son côté, des résultats très nets. Douloureux au palper et à la percussion, douloureux spontanément et dans la profondeur, même pendant la subconscience et le demi-coma, on constate de plus sa diminution progressive en hauteur ; de jour en jour la matité verticale diminue, et on l'a vue tomber à 3 centimètres sur la ligne mamelonnaire au cinquième jour de l'ictère, après huit jours de maladie (Brouardel), justifiant ainsi l'appellation d'atrophie jaune aiguë. Nous sommes loin du foie de la femme accouchée ou qui a des crises d'éclampsie, auquel nous ne constatons ni modification particulière de forme, de hauteur, ni de poids malgré les lésions, si abondantes qu'elles soient, que l'on trouvera à l'autopsie.

L'ictère, lui-même, n'a pas la même marche, la même allure, la même progression dans les deux cas, bien que l'on ait dit que l'ictère terminal de l'éclampsie ne pouvait aller jusqu'à la teinte vert olive qui peut caractériser l'ictère gravidique simple. Il est possible, en effet, que cette teinte n'existe pas dans le premier, mais il faut se rappeler qu'elle est loin de pouvoir faire la caractéristique du second ; au contraire, c'est plutôt un ictère peu foncé que celui de l'ictère grave, et qui peut même, au moment où il devrait être à son maximum, disparaître au fur et à mesure des progrès de la maladie, s'accompagnant toujours de décoloration complète des selles et montrant ainsi la gravité toute particulière de la lésion hépatique, prouvant que la cellule hépatique a perdu son pouvoir biligénique, en un mot, qu'il y a acholie sécrétoire. C'est donc plutôt en se basant sur la progression toute spéciale de l'ictère qu'on pourra le différencier d'avec l'ictère éclamptique qui ne disparaîtra que très rarement, et cela par suite de l'évolution particulièrement rapide de l'auto-intoxication.

Enfin, les phénomènes convulsifs des deux ictères sont le plus souvent très différents : dans les observations que nous avons parcourues, on perçoit bien leur genre particulier ; ce ne sont pas, comme chez l'éclamptique, des mouvements, des convulsions presque régularisées, qui ont souvent la même marche, la même systématisation ; ce ne sont pas toute la série des convulsions complète ou même incomplète, ce sont plus souvent des soubresauts tendineux, des mouvements convulsifs des membres, mais le plus souvent des membres supérieurs, au cou, aux muscles, au visage ; ce sont des secousses entremêlées de crampes localisées, très courtes et passagères, suivies brusquement de résolution, entrecoupées de coma passager d'abord, secouées de hoquets. L'agitation est extrême, désordonnée ; la malade est en proie à un état subdélirant, à du délire aigu, à des hallucinations. Les mouvements de carphologie, les convulsions tétaniques ou épileptiformes se succèdent sans ordre ; ce n'est qu'après tout ce désordre sans systématisation, sans régularité, que l'on voit arriver le coma terminal. On trouvera cette impression de désordre dans tous les comptes rendus d'ictère gravidique mortel, alors que si l'on examine ceux d'ictère post-éclamptique, on verra prédominer surtout l'accès éclamptique presque type, régulier, pour ainsi dire, et l'ictère paraîtra en réalité un simple fait surajouté.

L'examen de la rate ne présente guère d'intérêt différentiel ; on la trouve en effet par la percussion aussi bien tuméfiée, augmentée dans l'un que dans l'autre cas ; et tous les protocoles d'autopsie que nous avons consultés, la montrent tantôt demi-molle, presque fluctuante ou bien augmentée de volume, avec ou sans infarctus, tantôt de volume normal, tantôt même petite et dure.

Les éruptions, que l'on rencontre assez souvent dans l'ictère grave, semblent être rares ; les érythèmes ortiés, rubéoliques, circinés, polymorphes, le purpura au cou, aux membres qui tiennent à la fois des rash septicémiques et des dermatoses urémiques ne sont signalés dans aucune des terminaisons de l'ictère éclamptique final que nous ayons eues sous les yeux, alors qu'on les retrouve dans un assez grand nombre des autres, ou que, sous forme d'hématurie, d'épistaxis, d'hémorragie intestinale, on en trouve la nomenclature.

Il ne faut pas se baser, comme élément différentiel, sur le genre de respiration ; la respiration que l'on a décrite comme rapide et profonde, suspirieuse, dyspnée toxique, peut exister chez l'une et l'autre des deux maladies.

Il en est de même de l'urine : chez toutes deux, la quantité d'urine est diminuée pouvant tomber au-dessous du litre jusqu'à 200, 150 grammes et moins ; l'albuminurie est constante, avec de l'albumine dense et rétractée, comme les phosphates, les chlorures. L'urée est aussi diminuée, bien que certaines observations relatent l'absence complète d'albumine, alors que d'autres en signalent une quantité considérable, caractérisant aussi bien l'atrophie jaune que l'auto-intoxication, et, dans toutes les urines, on retrouve l'exagération des matières extractives.

Enfin, peut-être la peau semble-t-elle être plus souvent sèche, plus brûlante dans l'ictère primitif que dans l'ictère secondaire ; peut-être la langue est-elle tremblante, plus blanche, plus sèche, comme ridée, la face plus vultueuse, les yeux saillants comme exophtalmiques, les pupilles inégales, quelquefois même dilatées, alors qu'elles sont toujours petites, fermées dans l'éclampsie.

Ces derniers faits ne doivent intervenir que d'une façon secondaire dans le diagnostic, surtout si l'on se rappelle quelles différences considérables séparent les deux états ictériques, si l'on songe à l'atrophie aiguë du foie, à l'évolution primitive de la maladie, à la marche de la température, à l'incohérence, si l'on veut, des phénomènes nerveux toxiques, qui sont la caractéristique bien tranchée de l'ictère survenant chez une femme enceinte en dehors de tout état d'auto-intoxication.

§ 9. — **Urémie.**

La question du diagnostic entre les attaques éclamptiques et les attaques urémiques est restée pendant longtemps dans une incertitude complète, incertitude que les examens histologiques et surtout l'interprétation qu'on a essayé d'en donner n'ont pas contribué à éclaircir. Certains auteurs ont été jusqu'à vouloir démontrer la prédominance étiologique des lésions rénales, ôtant ainsi à l'éclampsie son individualité en tant que localisation hépatique. Müller en effet dit que les lésions du foie sont beaucoup moins constantes que celles des reins, et que si à cause de l'absence en certains cas d'éclampsie d'altérations rénales d'une part, et d'autre part à cause du défaut de proportion dans d'autres entre la gravité des processus rénaux et des phénomènes éclamptiques, on n'est pas autorisé à attribuer l'éclampsie à la maladie du rein, il y a encore moins de raison de placer son origine primitive dans le foie. La maladie du foie ne saurait donc être ni la condition importante, ni la condition primitive de l'éclampsie.

Cette idée, qui fait de la lésion rénale une lésion plus fréquente que celle du foie, ne semble pas cependant *à priori* trop exagérée. Nous relevons en effet dans de nombreuses observations la constatation de lésions rénales différentes, qui ont du reste poussé Frerichs à les classer sous trois genres : 1° hyperhémie et exsudation commençante ; 2° exsudation et métamorphose graisseuse commençante ; 3° atrophie.

Mascarel, Depaul, Blot, s'ils n'ont pas rencontré les altérations d'une néphrite albumineuse, ont trouvé les reins congestionnés à divers degrés ; et sur 6 autopsies, ils ont trouvé 3 fois un mal de Bright.

Wieger a trouvé 26 fois les lésions du mal de Bright sur 27 cas qui se répartissent de la façon suivante : néphrite diffuse, 8 cas ; substance corticale jaune atrophiée, 11 ; adhérences de la capsule, 3 ; cellules épithéliales dans l'urine, 2 ; tubes fibrineux, 3 ; hyperémie, 3 ; œdème rénal, 2 ; bosselures et granulations, 3 ; atrophie, 3 ; dégénérescence graisseuse, 2. En somme, aucune lésion fixe.

Löhlein rapporte 17 cas de néphrite parenchymateuse mêlée à de la néphrite interstitielle.

Fr. Schauta cite 46 cas de mal de Bright, sur un nombre, il est vrai, inconnu d'autopsies. Lantos, sur 8 nécropsies, cite 7 cas de lésions chroniques et de néphrite aiguë. Mager dans toutes les observations a trouvé de la néphrite parenchymateuse à quelque degré que ce soit. Ribbert décrit la néphrite glomérulaire dans l'éclampsie puerpérale.

Nous trouvons également, rapportées dans la thèse de Bouffe de Saint-Blaise, nombre d'observations où existent des lésions rénales évidentes concomitantes des lésions hépatiques.

Obs. I. — *Eclampsie. Mort.*

Hémorragie du foie ayant décollé la capsule de Glisson et ayant fait irruption dans la cavité péritonéale, et altération des reins de deux formes.

Non coloration des épithéliums, surtout au niveau des tubes contournés.

Extrême dilatation des capillaires sanguins, surtout sous la capsule.

Obs. III. — *Ipare. Accouchement prématuré. Eclampsie.*

Reins pâles à la coupe, sans hémorragies à l'œil nu. Cellules de certains tubes contournés tuméfiés, en contact les unes avec les autres, effaçant la lumière du canal.

Obs. VI. — *Eclampsie avec délire.*

Reins ayant une capsule adhérente surtout sur le rein droit, et présentant de petits points de nécrose de coagulation de ses épithéliums et des *cylindres* dans les tubes droits.

Obs. VII. — *Néphrite gravidique. Imminence d'éclampsie. Accouchement. Mort de péritonite puerpérale.*

Les reins sont le siège d'une néphrite parenchymateuse assez avancée. Néphrite ascendante infectieuse, avec nodules embryonnaires allongés et suivant la direction des tubes. Hémorragies intratubulaires abondantes qui strient la substance rénale. L'aptitude des épithéliums à prendre les substances colorantes est profondément altérée.

Obs. IX. — *Eclampsie puerpérale. Hémorragies viscérales. (cerveau-foie).*

Les reins offrent à la coupe une coloration jaunâtre semblant indiquer une dégénérescence graisseuse.

Obs. XI. — *Eclampsie. Accouchement spontané. Enfant mort.*

Les deux reins sont gros, mous, blanchâtres, et montrent un état trouble des cellules du labyrinthe.

Obs. XIV. — *Albuminurie. Eclampsie pendant la grossesse. Urémie. Accouchement prématuré de 7 mois. Enfant mort. Ictère.*

Reins très volumineux, jaunâtres, avec une dilatation des canaux du labyrinthe, dont les cellules sont aplaties, cubiques et prennent peu les colorants.

Obs. XV. — *Accouchement prématuré spontané. Enfant vivant. Anasarque.*

Reins gros, jaunes, à stries rouges dans les pyramides de Ferrein.

Défaut considérable d'élection des cellules et des noyaux pour les matières colorantes. Par places, léger exsudat entre la capsule de Bowmann et le glomérule. Cylindres en abondance dans les tubes droits, les uns granuleux, les autres hyalins.

Obs. XVI. — *Eclampsie. Ictère.*

Rein gauche très allongé, pèse 170 grammes. Une grosse bosselure soulève le milieu de son bord externe. La substance corticale, les colonnes de Bertin sont uniformément jaunes. Les pyramides de Malpighi elles-mêmes sont dégénérées et présentent à leur centre une masse jaune.

Obs. XVIII. — *Albuminurie. Eclampsie. Ictère terminal.*

Le rein est entièrement dégénéré et blanchâtre, sauf les pyramides de Malphigi.

Obs. XXIII

Les reins sont de volume différent. A la coupe, on trouve les pyramides fortement congestionnées ; la substance corticale paraît anémiée. Dans celle-ci, on aperçoit çà et là l'ouverture de quelques vaisseaux dilatés.

L'épithélium des tubuli est trouble et granuleux. Suffusion séreuse sous la capsule des glomérules de Malpighi.

Obs. XXIX. — *Eclampsie.*

Les reins offrent dans les caractères de la néphrite parenchymateuse.

Obs. XXXVIII. — *Eclampsie à 6 mois de grossesse. Hémorragie. cérébrale. Mal de Bright.*

Reins décolorés, jaunâtres, profondément altérés et présentant les lésions du mal de Bright à sa deuxième période. Destruction avancée des canalicules et transformation graisseuse des éléments du tissu rénal.

Obs XL. — *Eclampsie. Hémorragie cérébrale.*

Reins atteints de néphrite légère.

Obs. XLI. — *Eclampsie.*

Rein ne se décortiquant pas facilement. Grosseur normale. Substance corticale pâle, substance médullaire injectée, corpuscules très peu visibles.

Obs. XLIII. — *Ictère grave chez une femme enceinte de 6 mois et demi. Convulsions. Coma.*

Les reins sont le siège d'une injection très marquée, et uniforme dans les deux substances. Tuméfaction trouble de tous les épithéliums rénaux. Dans nombre de points, les cellules sont remplies de granulations graisseuses.

A. Herzfeld, dans son article sur la question de l'éclampsie, constate dans 38 cas sur 81 des néphrites chroniques, et dit qu'il semble que les altérations du système de sécrétion et d'excrétion de l'urine constituent souvent une prédisposition à l'éclosion de l'éclampsie.

Au Congrès de 1900, M. Bouffe de Saint-Blaise cite un cas de mort dû à une néphrite aiguë avec nécrose des cellules du rein (examen de Durante.)

A ces observations, nous voulons ajouter le résumé de quelques examens histologiques que notre ami M. le Dr G. Durante, que nous ne saurions trop remercier pour la bienveillance toute particulière avec laquelle il a mis sa science et son laboratoire à notre entière disposition, a bien voulu nous communiquer.

Obs. (résumée) (Durante). — *Éclampsie. Non accouchée.*

Autopsie, 18 *avril* 1902. — Femme obèse. Cou et face congestionnés. Langue violacée, sortant de la bouche.

Cœur. — Quelques gouttes de liquide rosé dans le péricarde (suffusion). Myocarde mince, très mou, paraissant en dégénérescence graisseuse. Endocarde coloré en rouge, par imbibition abondante.

Poumons. — Un peu de liquide rougeâtre dans les plèvres.

Les deux poumons congestionnés, œdématiés, sur toute l'étendue, sans foyers de broncho-pneumonie.

Les deux bases adhèrent au diaphragme par d'anciennes et solides adhérences.

Pas de tuberculose.

Foie. — Globuleux, plutôt petit, jaune ; mais sous la capsule de Glisson, très nombreuses ecchymoses punctiformes en placards rouges, assez étendus.

Foie éclamptique type.

Ecchymoses moins nombreuses dans le parenchyme.

Reins. — Rein *droit* presque moitié de son volume, mou ; capsule imbibée d'œdème. Début de putréfaction.

Atrophie de la substance médullaire. Congestion et aspect cireux de la substance corticale. Coloration rouge diffuse rendant les deux substances peu nettes. Non granuleux.

Rein *gauche* mou et dégénéré ; moins atrophié.

Ancienne néphrite très avancée sur laquelle sont venus se greffer des accidents infectieux ou toxiques récents.

Péritoine. — Normal.

Utérus. — Gravide, à parois paraissant minces. Très peu de liquide avec paroi bien appliquée sur enfant.

Obs. (résumée) (Durante). — *Éclampsie (?). Néphrite aiguë.*

Autopsie, 12 *mai* 1900. — Accouchement 8 mois et demi, 3 ou 4 jours avant la mort.

Cœur. — 60 grammes liquide citrin.

Poumons. — Œdème des deux côtés. Pas de lésions inflammatoires. État mat de la surface pleurale. Un peu de liquide.

Foie. — Peu gras pour un foie de femme enceinte, brun. Deux très petites ecchymoses sur la capsule (face supérieure). Lobules assez nets, acajou au centre, jaunes à la périphérie. Consistance normale. Peu altéré. Pas d'îlot de fibrine. Cependant les cellules se colorent mal.

Reins. — Volumineux, se décortiquant bien. Surface externe congestionnée. A la coupe, surface de section blanc grisâtre, lardacée, à reflet flou, donnant l'impression d'une *néphrite épithéliale.* Pyramides plus foncées, bien nettes.

Néphrite épithéliale intense. — Dégénérescence de toutes les cellules des tubes contournés et anses larges de Henle.

Rate. — Un peu grosse. 15-16 centimètres de long.

Péritoine. — Sain.

Utérus. — Petites ecchymoses près du bord supérieur. Déchirure incomplète et bilatérale du col.

Caillots dans la cavité, adhérents aux deux faces.

Nombreux débris de membranes.

Examen histologique :

Foie. — Aucun foyer hémorragique. Pas de foyers de nécrose, pas de dépôt de fibrine.

Les espaces de Kiernan semblent élargis, semblent être le siège d'un peu d'exagération du tissu conjonctivo-élastique. Les cellules hépatiques se colorent mal et le centre du lobule est entouré d'une zone floue et grisâtre.

Reins. — Rien aux glomérules.

Les tubes contournés montrent un épithélium trouble, se colorant mal, turgescent et ferment presque en entier la lumière du canal.

Cylindres granuleux nombreux, peu de cylindres hyalins.

Les anses descendantes de Henle sont moins atteintes, mais elles montrent toutefois des cylindres granuleux. L'épithélium est peu lésé.

Un peu de congestion au niveau du sommet des pyramides, les vaisseaux y sont dilatés et quelques-uns sont bourrés de globules rouges.

En somme, *néphrite aiguë*, avec lésions anciennes du rein, mais surtout lésions prédominantes du rein, alors que le foie semble à peu près indemne.

Obs. (résumée) (Durante). — *Éclampsie (?) urémique. Néphrite suraiguë*, 5 *mai* 1897.

Examen histologique des pièces :

Foie. — Le foie semble peu touché en comparaison du rein. Il existe une infiltration de petites cellules rondes, dans les espaces portes ; mais cette infiltration se montre avec une prédominance incontestable au pourtour des canalicules biliaires, alors que les rameaux de l'artère hépatique et les branches de la veine porte sont à peu près indemnes et ne montrent eux-mêmes aucune lésion.

Le plus grand nombre des espaces portes sont lésés.

Les veines sus-hépatiques sont normales, mais remplies de sang. Les capillaires sanguins sont élargis, dilatés, surtout au centre des lobules ; mais les lobules ne présentent pas uniformément cette stase.

En plusieurs endroits, on constate des dépôts de pigment, formé de grains jaunes verdâtres, assez réguliers et très fins, qui se trouvent dans les cellules hépatiques autour du noyau. Ces dépôts de pigment sont très inégalement disposés en îlots et répondent surtout aux veines sus-hépatiques, alors qu'il n'en existe pas autour des ramifications portes.

Pas de dépôt de fibrine, ni de suffusion hémorragique.

De nombreuses cellules hépatiques présentent deux ou plusieurs noyaux.

Les capillaires biliaires ne paraissent pas dilatés.

Rein. — Les reins sont très *gravement atteints.* Les lésions semblent à peu près également réparties.

Dans la substance corticale, les *glomérules* sont chargés de noyaux ; ils ne présentent pas de gonflement ; quelques-uns même sont un peu rétractés.

Les *tubes contournés* montrent des cellules dont les limites ne sont plus nettes et qui forment des boyaux protoplasmatiques bourrés de noyaux. Ces lésions ne sont toutefois pas générales ; il existe des points où ces tubes présentent une lumière nette, et où les cellules sont à peu près normales, bien qu'il y ait quelques granulations qui paraissent être de nature albumineuse.

Mêmes lésions des anses larges de Henle, peut-être même plus marquées que dans les tubes contournés.

Les anses grêles, au lieu d'être remplies de protoplasma jaune et grenu et de granulations, sont bourrées de noyaux qui oblitèrent à peu près complètement ces canaux.

Les vaisseaux interlobulaires sont atteints d'endartérite intense ; leur lumière est en entier oblitérée par endroits, par leur desquamation endothéliale.

Dans la substance médullaire, l'oblitération des canaux est telle qu'il est parfois difficile de les bien distinguer les uns des autres. Tous les épithéliums ont desquamé et dans tous les canaux, à côté d'espaces vides laissés par la chute de l'épithélium, on trouve des accumulations formant d'épais cylindres épithéliaux.

Le tissu interstitiel est très peu modifié dans la substance corticale, sauf au niveau des vaisseaux. Il existe une légère congestion peu étendue, surtout sous la capsule où existent de légères ecchymoses. Les canaux ne sont pas séparés par une exagération de tissu interstitiel.

Au contraire, dans la substance médullaire, le tissu interstitiel est épais, séparant largement les canaux, qui sont perdus dans une substance homogène à noyaux allongés, épars, non accumulés en nodules, et donnant l'impression à ce niveau d'une vieille lésion (sorte de cirrhose) sur laquelle seraient venues se greffer des lésions épithéliales aiguës.

Obs. (résumée) (Durante), 11 mars 1899.

Femme ayant succombé avec des phénomènes convulsifs.

Opération césarienne post mortem.

Autopsie. — 12 heures après la mort.

Cavité abdominale. — Saine. Intestins un peu distendus, non injectés.

Utérus. — Normal, sauf l'incision de la paroi antérieure. Col, vagin, annexes normaux.

Rate. — Volume moyen, ferme à la coupe.

Foie. — Jaunâtre comme chez toutes les femmes enceintes. En plusieurs points, petites taches jaune blanc clair, sous-capsulaires, assez bien limitées et s'enfonçant dans le parenchyme. Sur la capsule, dimension d'un petit pois. Nodules infectieux ??

Pas d'hémorragies capsulaires, ni profondes.

Reins. — Volumineux, congestionnés. Décortication difficile de la capsule, entraînant des débris peu épais de substance corticale.

Parenchyme foncé, d'aspect luisant de *néphrite aiguë.* Pas d'hémorragie.

Intestins. — Ni ulcérations, ni hémorragies.

Poumons. — Aucun foyer notable, pas d'adhérences.

Myocarde. — Mince, un peu feuille morte, très mou.

Néphrite aiguë avec *myocardite* (mieux dégénérescence du myocarde).

Obs. (Durante). — *Éclampsie* avec *hématurie* et *hémoglobinurie* (?)
19 *février* 1899.

Examen histologique.

Foie. — Le foie montre la lésion éclamptique type et presque d'une façon exagérée. Les hémorragies très nombreuses, considérables, sont disposées en masses irrégulières, irrégulièrement disposées, à contours polycycliques ou bien avec des prolongements sans systématisation.

Le point de départ de ces suffusions ne peut en être bien fixé ; il est, par places, sus-hépatique : à d'autres endroits, il semble péri-portal avec des expansions qui, sous des formes variables, en coin, en triangle, paraissent s'approcher des vaisseaux sus-hépatiques et semblent alors en être dépendantes.

Au milieu de ces nappes sanguines, on distingue encore quelques cellules hépatiques qui présentent une multiplication évidente des noyaux, avec un épaississement du tissu conjonctif. Ces cellules se colorent de façon très variable, et cette différence de coloration est due à cet épaississement particulier.

A côté de ces cellules, on voit des vaisseaux contenant de la fibrine et des globules rouges.

Dans les points les moins atteints (qui sont rares), les hémorragies minimes sont surtout en bordure des espaces portes.

Dans les points plus avancés, les suffusions dissocient, disjoignent les cellules ; c'est une dissociation lobulaire type.

Les vaisseaux sus-hépatiques semblent les moins atteints. Quelques-uns même semblent normaux ; au contraire, aucuns des espaces portes ne le sont ; certains même semblent distendus par des éléments rouges, comme s'ils étaient prêts à se rompre.

Dans les portions de parenchyme qui semblent normales, on trouve des capillaires remplis de sang qui dissocient et distendent les travées cellulaires.

Les cellules, de polygonales, tendent à devenir ovalaires ; un certain nombre d'entre elles sont multinucléées. D'autres sont entourées de globules rouges qui paraissent empiéter sur elles, les atrophiant pour ainsi dire, et leur donnant ainsi un aspect plus pâle, moins bien coloré.

Reins. — Les glomérules sont peu atteints ; un certain nombre d'entre eux sont rétractés et présentent entre eux et la capsule de Bowmann quelques légers amas fibrineux, avec un épaississement de la capsule.

Les tubes contournés sont gros, distendus, en quelque endroit qu'on examine la préparation, et sont remplis d'amas granuleux, opaques, formés de protoplasma désagrégé. Les cellules peu nettes, pâles, avec des noyaux encore bien colorés ne remplissent pas les tubes, n'en obstruent pas la lumière.

Les anses descendantes de Henle présentent les mêmes lésions que les *tubuli contorti*, bien que cependant les cellules soient moins troubles, plus nettement séparées les unes des autres et qu'on n'y trouve que rarement des places desquamées.

Les anses ascendantes, distendues, difficiles à distinguer montrent une desquamation considérable, avec de nombreuses cellules dans leur cavité, cellules qui sont surtout reconnaissables à leur noyau encore bien coloré.

Tubes droits. — Un grand nombre d'entre eux sont remplis de sortes de cylindres rougeâtres, qui semblent être formés de fibrine teinte en rouge, et d'un certain nombre de globules rouges.

A côté d'eux, bien distincts, se voient des capillaires un peu distendus, et ne contenant que des globules rouges. Peu de congestion.

Pas d'hypertrophie notable du tissu conjonctif. Pas de lésions des gros vaisseaux. Les lésions sont également réparties dans toute la substance médullaire.

Dans les observations de M. Durante, on a pu voir par l'examen histologique la prédominance, sauf dans la dernière observation où l'on trouve des lésions hépatiques très graves et peut-être bien secondaires, des lésions de la substance rénale.

Nous n'avons pu, à notre grand regret, retrouver les observations cliniques de ces autopsies, mais nous avons pu savoir que chez toutes on avait porté le diagnostic d'éclampsie, alors que, nous venons de le voir, on avait affaire en réalité à de l'urémie aiguë à la suite de laquelle le foie a participé en tant que lésions, mais n'a pas présenté, sauf en un cas, la lésion signature de l'auto-intoxication gravidique.

Nos observations personnelles, complétées par l'examen histologique des pièces (examen dont le contrôle autorisé a été fait par M. le docteur Durante), va maintenant nous démontrer la coexistence dans les *cinq cas* de lésions du rein et faire voir que. si la lésion hépatique est la règle et la preuve de l'auto-intoxication gravidique, la lésion rénale doit avoir sa part fort importante dans la manifestation tout au moins extérieure. L'un de ces cas (obs. II) fait voir la rareté des lésions du foie, lésions difficiles même à interpréter alors que, dans le rein, les lésions sont très nettes et même un peu spéciales, bien que la malade, avec ses nombreux accès d'allure éclamptique, se soit ainsi montrée cliniquement une éclamptique vraie. On trouve déjà dans bien des travaux antérieurs la notion de la part considérable que peut prendre le processus. *Nous ne voulons pas prétendre démontrer que la lésion rénale est nécessaire à la production de l'auto-intoxication et par suite primitive aux lésions du foie.* Loin de là, nous voulons simplement montrer la fréquence de la lésion, et dire qu'il est, en somme, rare de ne pas la trouver. Nous nous rangeons, en dehors naturellement des cas où l'on trouvera des signes palpables (anamnestiques, lésions du cœur, lésions anciennes des reins), à l'opinion émise par de nombreux auteurs, qui font du rôle de la lésion rénale un rôle secondaire, mais, encore une fois, nous voulons attirer l'attention sur son importance.

Cristalli écrit : « Les reins, lorsqu'ils sont touchés, ne le sont que secondairement ; la lésion ou mieux l'insuffisance hépatique étant la première, caractérisée soit par la surproduction du sucre, soit par l'insuffisance de sa consommation, soit par non-transformation des sucres qui viennent de l'intestin, ou par exagération de production par défaut d'activité des cellules hépatiques. »

« Pour le rein, le coefficient uro-toxique en sera juge ; s'il s'abaisse, les toxines seront non pas en diminution, ce qui est rare, mais le filtre rénal sera moins perméable.

« L'insuffisance du foie pendant la grossesse n'entraîne pas inévitablement l'intoxication grave, si les organes émonctoires disposent de fortes réserves d'énergie. *Si la maladie est au foie, le danger est au rein.* »

Bar soutient, de son côté, qu'il existe un certain nombre de cas mortels avec excrétion urinaire abondante et même supérieure à la normale pendant les accès, ce qui prouve que la suspension ou l'amoindrissement de la fonction rénale ne sont pas des facteurs nécessaires à l'éclosion des accès. Le plus souvent l'urine est très dense, avec une acidité subitement augmentée, avec un rapport azoturique subitement abaissé, un taux d'urée très inférieur, les sels diminués en petite quantité. Ceci démontre, dit-il, que les reins sont peu lésés dans leurs éléments nobles et restent capables d'excréter, ce qu'ils prouvent par le passage de l'urine et des produits du sang (indican, urobiline, acétone, pigments hématiques et biliaires, etc.).

« Les reins, sauf dans quelques cas exceptionnels, conservent leur pouvoir excréteur. Il est vrai que l'excrétion urinaire présente des éclipses partielles plus ou moins longues qui se produisent au moment même des accès, les accompagnent, mais ne les précèdent pas. Dans ces conditions, il semble peu logique d'admettre que la diminution ou la suspension de l'activité rénale jouent un rôle dans la production des attaques, et il est plus rationnel de penser que les troubles de l'excrétion sont le résultat de la pénétration dans l'organisme d'un poison qui agit d'autre part sur les centres nerveux.

« Dans *l'éclampsie, l'état des fonctions rénales est secondaire, et leur intégrité ne met pas à l'abri d'accès mortels.* »

Enfin M. le professeur Pinard a de nouveau affirmé la lésion rénale comme secondaire à la lésion du foie, quelle que soit la nature de l'auto-intoxication.

Et du reste, en dehors de la lésion néphrite chronique, néphrite ancienne, ne pourrait-on pas admettre que la lésion néphrite aiguë soit due à l'intoxication générale? La disparition rapide de l'albumine ne prouverait-elle pas la rapidité d'installation de la lésion et l'acuité du processus infectieux, qui, disparu, laisserait le rein reprendre souvent son intégrité tout entière. De même, l'apparition brusque de l'albuminurie qui n'existait pas auparavant, et qui se montre dès la première manifestation convulsive de l'auto-intoxication, ne serait-elle pas la preuve de la participation involontaire du rein à cet empoisonnement général?

C'est, croyons-nous, l'hypothèse la plus plausible, la plus vraisemblable.

Obs. I (personnelle). — *Eclampsie. Mort.*

Mme E..., Ipare, à terme, 21 juillet 1902.

Amenée à la Maternité dans un coma profond dont elle ne se réveillera pas.

Les renseignements obtenus du mari montrent qu'elle avait de l'albumine, pendant sa grossesse, mais qu'elle n'a voulu suivre aucun régime.

1re *grossesse actuelle.* — Dernières règles, novembre 1901. Epoque présumée de la grossesse, 7 mois. Présentation du sommet.

21 *juillet.* — 11 heures matin. — 1er accès à la Maternité.

11 h. 30. — 2e accès à la Maternité. Saignée de 600 grammes, après laquelle elle est plus calme; mais persistance de coma.

1 h. 30. — 3e accès.

2 h. 40. — 4e accès. Cyanose considérable. Arrêt de la respiration. Pouls petit et irrégulier.

Mort. Non accouchée.

L'urine recueillie après la mort donne au réactif d'Esbach 40 grammes d'albumine.

Autopsie. — Corps un peu putréfié. Femme plutôt obèse.

Foie éclamptique type. — De volume normal, mais couvert, tant à sa surface que sur la coupe, d'ecchymoses, se touchant presque les unes les autres.

Reins. — Atteints de *néphrite épithéliale.*

Rate moyenne. Capsules surrénales saines.

Utérus fermé. Col mou, mince (plus tard congelé et coupé).

Examen histologique :

Foie. — Le foie présente le type parfait des lésions éclamptiques. Les suffusions hémorragiques sont surtout en très grande abondance, alors que les dépôts de fibrine y sont moins nombreux.

On trouve de véritables hémorragies avec un amas considérable de globules rouges au maximum le long des vaisseaux dépendant du système porte. A côté des foyers péri-portes existent quelques foyers autour des rameaux sus-hépatiques. Auprès des foyers hémorragiques précédents sont des foyers de fibrine situés dans la même région. Certains espaces portes sont entourés par ces foyers, tandis que d'autres sont entourés par des dépôts fibrineux, tandis que d'autres montrent un mélange des deux. Ces deux espèces de suffusions ou de dépôts se trouvent en général sous forme de nodules agglomérés, et non sous la forme de vraies suffusions. Chacun de ces petits foyers paraît répondre nettement à un territoire vasculaire.

Dans quelques lobules, en plein centre, existe un foyer qui semble répondre à la terminaison d'un rameau porte ou d'un rameau sus-hépatique, dont on arrive difficilement, il est vrai, à découvrir très nettement l'existence. Le tissu interstitiel qui entoure les espaces portes est en voie de prolifération évidente, tandis qu'il l'est en proportions bien moindres au niveau des espaces portes moyens ou petits.

Reins. — Dans la substance corticale, les glomérules sont peu atteints. Quelques-uns sont rétractés, mais il n'y a pas d'inflammation bien nette. Dans certains glomérules, toutefois, on constate entre le glomérule et la capsule de Bowmann un petit amas fibrineux.

Les tubes contournés sont tuméfiés et leurs cellules sont troubles. La base de ces cellules est bien colorée, mais la partie qui correspond à la lumière du tube est turgescente par l'accolement de leurs sommets gonflés fermant la cavité du canal. Au centre du tube, on aperçoit de la substance granuleuse en assez grande quantité.

La congestion est marquée, et les vaisseaux sont distendus par le sang.

Les anses larges de Henle sont dans le même état que les tubes contournés.

Les noyaux présentent une prolifération notable. Entre les anses, on voit les capillaires distendus.

La congestion est encore plus intense dans la substance médullaire, où existent par places de vraies suffusions hémorragiques, sous forme de traînées, d'îlots épars dans le tissu cellulaire.

De nombreux tubes desquamés forment des placards foncés, formés de véritables cylindres cellulaires; d'autres, plus malades encore, sont à peine reconnaissables.

Le tissu interstitiel, à part les hémorragies, est peu touché. Il n'existe pas de prolifération cellulaire interstitielle.

Les lésions des éléments épithéliaux sont disséminées d'une façon irrégulière. Certains sont plus malades que d'autres.

Enfin, les gros vaisseaux de la base paraissent normaux.

En somme, lésions purement *toxiques*, sans trace d'infection.

Rate. — La congestion est très intense dans les espaces interglomérulaires et les vaisseaux remplis de sang.

Pas de congestions des glomérules. Les artérioles sont pour la plupart oblitérées.

Obs. II (personnelle). — *Éclampsie au cours du travail. Grossesse gémellaire. 4e accès. Mort.*

Mme G..., 21 juillet 1902.

L'observation clinique en a déjà été donnée quand il s'est agi du diagnostic de l'épilepsie ; nous ne parlerons ici que de l'examen histologique.

Examen histologique :

Foie. — Semble présenter le minimum de lésions éclamptiques et semble être presque normal. En un ou deux points, sur la coupe, on trouve une légère trace de suffusion sanguine au voisinage d'un ou plusieurs espaces portes. Ces foyers disséminés sont très peu étendus, sans déformations voisines, sans nécrose cellulaire.

Ce qui frappe le plus, c'est l'aspect de certaines zones cellulaires autour des vaisseaux sus-hépatiques, qui se colorent d'une façon beaucoup plus faible aussi bien à l'hématoxyline-éosine qu'à la thionine surtout, et cela en particulier à un faible grossissement (4). A un grossissement plus fort, on aperçoit d'une façon très nette les capillaires sanguins qui séparent d'une façon très visible les cellules hépatiques. Ces capillaires sont le siège d'une légère congestion ; peut-être cette netteté des globules rouges qu'ils contiennent est-elle due au peu de coloration des cellules hépatiques qui les entourent.

Ces cellules ont un aspect normal, bien délimitées, avec un noyau un peu moins coloré que ceux des cellules où les capillaires sont moins gros et à peine visibles. Ces foyers de congestion capillaire (de moindre coloration) sont à maximum, et, d'une façon indiscutable, situés autour des vaisseaux sus-hépatiques. Les quelques foyers, rares, de suffusion sanguine, où l'on aperçoit aussi de gros capillaires distendus, sont au contraire disséminés sans lieu d'élection. Les vaisseaux portes semblent être l'objet d'un peu d'inflammation de leurs parois. Le tissu conjonctif des espaces portes est très peu touché.

Reins. — Les glomérules sont très légèrement atteints ; ils ne présentent aucune trace de rétraction et remplissent exactement la capsule de Bowmann sans que l'on trouve d'amas granuleux entre eux et cette capsule. Sa substance corticale est presque intacte.

Les anses larges de Henle présentent une dégénérescence intense, alors que les canaux contournés sont presque normaux. L'anse de Henle est presque réduite à des détritus cellulaires informes qui la remplissent en totalité.

Les anses grêles sont distendues et montrent une prolifération considérable de noyaux. Très peu de congestion vasculaire sous-corticale.

Dans la substance médullaire, la plupart des éléments qui existent au niveau des papilles sont en voie de dégénérescence et de nécrose ; on distingue à peine les tubes excréteurs, et l'on se trouve en présence d'une sorte de tissu anhyste où apparaissent, avec les quelques tubes visibles à peine, de nombreux noyaux disséminés.

De plus, en un point, près du bassinet, dans l'épaisseur de la capsule, on trouve un petit abcès, non encore suppuré, de la grosseur d'un grain de mil.

Obs. III (personnelle). — *Éclampsie. Mort.*

Mme B..., Ipare, 38 ans, couturière, 22 février 1903.

Amenée à la Maternité dans le coma complet (morsure de la langue) et hypothermie terminale (35°,4). Le mari raconte qu'elle se plaignait de céphalée depuis 2 jours.

Elle aurait eu chez elle 4 *crises* entre 4 heures du soir et 11 heures (moment de son arrivée).

On obtient 0 gr. 20 d'urine noirâtre, épaisse, contenant une quantité énorme d'albumine.

Mort, 10 minutes après son entrée. Non accouchée.

Autopsie. — *Foie.* — 2 kgr. 430. Suffusion totale du lobe droit. Teinte rouge foncée sans îlots sur la convexité.

Lobe gauche : hémorragies par îlots jaune brun assez gros.

Vésicule moyenne, verdâtre.

Reins. — Volume normal, se décortiquant bien. Poids des deux reins ensemble, 290 grammes.

Rate. — 140 grammes. Non diffluente, normale.

Cœur normal.

Examen histologique :

Foie. — Eclamptique *type*. Les lésions sont d'une netteté et d'une intensité remarquables, et presque systématisées autour des espaces portes ou des rameaux portes secondaires. La congestion et les hémorragies hépatiques sont en beaucoup plus grand nombre que les amas fibrineux. Autour des espaces portes, dans les points les moins atteints, les hémorragies se présentent sous la forme de petits cercles concentriques, ayant l'aspect de grappes, dont l'axe serait constitué par une des branches du système porte que l'on a peine toutefois à distinguer au milieu de cette suffusion.

Les capillaires distendus prennent la forme d'un angiome qui aurait refoulé les cellules hépatiques, qui apparaissent alors sous la forme de travées qui séparent ces vaisseaux dilatés.

Dans d'autres points où les lésions sont plus avancées, les vaisseaux distendus semblent confluer pour former des amas volumineux.

Plus loin, au delà de ces points congestifs et confluents, des globules rouges qui en font partie disparaissent et sont remplacés par des amas fibrineux semés de noyaux conjonctifs et hépatiques dégénérés. Ces amas renferment quelques cellules hépatiques déformées. Les masses fibrineuses, lorsqu'on les étudie attentivement, ne paraissent pas homogènes, et l'on devine à leur intérieur la lumière de quelques anciens vaisseaux distendus.

Au niveau de ces sortes d'angiomes, de nombreuses cellules conjonctives sont en voie de prolifération et montrent de nombreux noyaux plasmatocytes qui séparent ces capillaires.

Dans les grands espaces portes existent de véritables suffusions hémorragiques dans les parois vasculaires et même dans le tissu interstitiel qui sépare les espaces portes des travées hépatiques voisines. Les cellules hépatiques les plus rapprochées des espaces portes se colorent d'une façon bien plus intense par la thionine que les cellules péri-sus-hépatiques.

En dehors de tous ces points hémorragiques, des angiomes, le foie est peu congestionné d'une façon générale. Les cellules hépatiques sont bien limitées sans être séparées de façon exagérée, et les points où l'on voit les capillaires les séparer, sont rares.

Dans le parenchyme hépatique, pas d'inflammation interstitielle. Dans les espaces portes cependant, légère prolifération, mais peu de gros noyaux.

Les canaux biliaires sont normaux.

Reins. — Les reins présentent surtout des lésions anciennes.

La substance corticale est presque intacte et l'épithélium des tubes contournés est très peu touché.

Dans la substance médullaire, les lésions anciennes sont très accusées. Les cylindres granuleux sont très abondants : dans la plupart des tubes descendants, l'épithélium est desquamé en presque totalité.

De plus, tous les tubes sont séparés par un tissu interstitiel épais, tissu pauvre en noyaux et vaguement fibrillaire.

Ce n'est pas un simple œdème péri-tubulaire, mais une sclérose vraie et ancienne.

Les vaisseaux sont distendus et la congestion notable dans toute la substance corticale. Les gros vaisseaux sont sains.

Muscles. — Le fragment de muscle examiné provient du grand droit antérieur de l'abdomen.

A part quelques très rares points de dégénérescence et de rares endroits où l'on trouve de la désintégration granuleuse, les fibres musculaires sont normales et leurs fibres à striations bien conservées. Les divisions longitudinales sont nombreuses, et les noyaux un peu plus nombreux que normalement. On trouve quelquefois sur certaines branches de division des noyaux en série, mais tous ces faits sont normaux dans la texture du grand droit de la femme enceinte.

Cœur. — Endocarde normal.

Péricarde. — Surface extérieure normale. Dans la profondeur, au contact des fibres musculaires, on voit de nombreuses hémorragies.

Myocarde. — Congestion marquée ; les capillaires sont remplis de sang aussi bien au niveau des faisceaux musculaires qu'entre ces faisceaux.

Des hémorragies existent en plusieurs points dans l'épaisseur du myocarde.

Les fibres musculaires sont normales, sauf en certains points où elles paraissent vacuolaires, apparence qui semble due à l'augmentation du sarcoplasma au centre des fibres, les noyaux se trouvant placés au milieu d'une zone claire, au delà de laquelle les fibrilles striées ressortent nettement.

Obs. IV (personnelle). — *Coma éclamptique. Ictère. Respiration de Cheyne-Stokes. Mort.*

X..., 17 mars 1903.

17 mars, 3 heures du soir. — Amenée dans le coma absolu. Aucun renseignement immédiat.

Teinte ictérique générale (jaune foncé) avec des marbrures aux jambes. Le type Cheyne-Stokes est net, mais les crises respiratoires sont courtes et bruyantes, tandis que les périodes d'apnée sont longues : 2 secondes pour 10 secondes. Pouls petit et faible, peu tendu.

Saignée de 400 grammes. Sang grenat, épais, se coagulant incomplètement.

Malgré les efforts, on obtient avec peine 400 grammes.

A la fin de la saignée, respiration normale à 28 par minute.

Pupilles moyennement dilatées.

6 heures du soir. — Mort.

Autopsie. — *Foie* typique avec ecchymoses sous la capsule de Glisson et ecchymoses dans l'épaisseur du parenchyme, qui est lui-même jaune d'or.

Vésicule contenant de la bile foncée et brunâtre.

Reins volumineux, avec congestion diffuse et hémorragie. Surface de la coupe trouble. Pas d'adhérence de la capsule. *Néphrite aiguë.*

Rate moyenne.

Cœur normal. Ventricule droit un peu dilaté.

Poumons. — Congestion des bases.

Utérus (gravide). — N'a pas été ouvert (destiné à être congelé et coupé).

Examen histologique :

Reins. — Ils présentent des lésions très nettes et considérables de néphrite aiguë.

Les vaisseaux sont gros, distendus, et les capillaires présentent une accumulation considérable de globules rouges, avec quelques hémorragies interstitielles. La congestion est peu accusée sous la capsule, et nulle dans la substance médullaire; mais elle est intense dans la substance corticale, où des pinceaux de capillaires distendus séparent les éléments excréteurs.

Les glomérules paraissent peu malades. Il en existe un (sur une des préparations) dont le bouquet est en partie déchiqueté par une masse grenue semée de noyaux qui correspond à une prolifération des noyaux de la couche externe de la capsule de Bowmann.

Les tubes contournés présentent des éléments gonflés très fortement, granuleux. Leur lumière est conservée d'une façon générale, bien que la délimitation des cellules ait disparu.

Il y a augmentation notable des noyaux de ces tubes. En quelques points, cette prolifération est très intense et on pourrait croire à la présence d'anses de Henle bourrées de noyaux, se colorant de façon très intense, si ce n'était le gros diamètre de ces tubes et leur continuation, aux deux extrémités de ces endroits lésés, avec le reste du tube contourné. On a là, en réalité, une inflammation tout à fait *localisée* à un *segment* de tube contourné, sur une longueur qui varie entre 2 et 4. Quelques tubes cependant sont tout à fait indemnes.

Les anses grêles de Henle, au contraire, ne présentent en général pas de lésions. Mais les anses larges de Henle montrent les mêmes lésions localisées à des segments que les tubes contournés. Ces lésions donnent lieu à la formation d'éléments cellulaires distincts, bourrant les tubes, mais éléments ayant chacun un ou plusieurs noyaux avec le protoplasma granuleux caractéristique.

Dans la substance corticale, il existe une congestion interstitielle intense, mais les lésions épithéliales sont bien moins considérables que dans la région corticale. Un grand nombre de tubes sont normaux. D'une façon générale, il semble que les noyaux aient proliféré.

Quelques tubes excréteurs ont des granulations d'albumine coagulée, avec quelques rares cylindres cellulaires et un ou deux cylindres hyalins.

En somme, *lésion vasculaire* au maximum dans la région médullaire ; lésion épithéliale au maximum dans la région corticale et les pyramides de Ferrein.

Foie. — Distension énorme des capillaires, qui sont remplis de sang

Suffusions sanguines avec *dépôts de fibrine* dans le centre du lobule, au niveau des veines sus-hépatiques, et très nombreux au niveau des espaces portes.

Obs. V (personnelle). — *Eclampsie. Coma. Mort le 6 janvier.*

Mme B..., multipare, 34 ans, ménagère.

Amenée en ambulance le 5 janvier.

Les jours suivants seulement, par les parents, on peut avoir quelques renseignements.

Antécédents personnels. — Toutes les grossesses se sont terminées à terme. A chacune d'elles, elle aurait eu une crise nerveuse (?) pendant 2 heures environ (vers le 4e mois). Enfants tous vivants : Le 3e et le 5e morts à 3 ans.

Grossesse actuelle (8e grossesse) normale jusqu'à la fin de décembre 1902, où la femme accuse de violentes céphalées. Mise au lait, elle ne veut pas suivre de régime.

Les céphalées deviennent plus intenses et s'accompagnent de troubles visuels et d'une douleur épigastrique et lombaire.

5 *janvier*. — Se met au lait. Quelques gouttes de laudanum.

5 *janvier*, 1 heure du matin. — Accès répétés d'éclampsie jusqu'à 7 heures du matin.

10 heures. — *Entrée*. Mauvais état général. Langue énorme prise entre les dents, sanguinolente. Urine noirâtre (quelques gouttes). Cyanose généralisée.

Lavage rectal de 20 litres. Pas de garde-robes.

1er accès à la Maternité. Saignée de 500 grammes. Injection de sérum de 1.000 grammes, absorbée très lentement.

2e accès

11 heures du matin. — 3e accès. Membranes rompues. Sommet engagé. Dilatation de 2 francs.

11 h. 25. — Dilatation complète. *Accouchement* d'un enfant mort (2 circulaires) de 1875 grammes. Délivrance complète, 350 grammes. Foyers hémorragiques anciens et nouveaux.

11 h. 35. — Coma.

Midi. — 4e accès.

Midi 15. — 5e accès. — Coma.

6 heures du soir. — Sérum, 500 grammes. Pas d'urine.

6 *janvier*, 1 heure du matin. — Coma absolu.

2 heures du matin. — 6e accès, et à partir de ce moment, agitation considérable.

5 heures du matin. — 7e accès.

5 h. 15. — 8e accès. Cyanose. Respiration très pénible.

9 h. 15. — *Mort*.

Autopsie. — 25 heures après.

Foie. — Type éclamptique pur avec des hémorragies superficielles en nappe et dans la profondeur. Pas d'hypertrophie.

Reins. — Le gauche, putréfié, le droit avec une substance corticale et interpyramidale jaunâtre, lardacée. *Néphrite épithéliale intense.*

Utérus normal.

Cœur. — Hypertrophie du cœur gauche avec un peu d'épaississement de la valvule mitrale sans concrétions.

Examen histologique :

Foie. — Les suffusions hémorragiques, signature indubitable de la toxémie gravidique, sont très nombreuses. Elles sont en forme de nappe, à contours polycycliques, irréguliers, ayant disjoint, désuni les cellules hépatiques, dont on distingue encore quelques-unes perdues au milieu de ces suffusions, et que l'on peut surtout reconnaître à la présence de leur noyau.

On aperçoit un certain nombre de capillaires distendus, contenant des globules rouges en quantité assez considérable.

Ce qui frappe surtout, c'est l'augmentation du tissu conjonctif des espaces portes. On y voit de nombreux noyaux en voie de séparation; et le nombre des cellules paraît considérablement augmenté.

Les suffusions sanguines ne semblent pas plus localisées autour d'un système vasculaire que d'un autre ; peut-être cependant y a-t-il une légère prédominance au niveau des vaisseaux du système porte.

La fibrine est en quantité minime, et surtout au niveau des vaisseaux portes.

Dans les espaces portes, on trouve de nombreux noyaux allongés, que l'on suit très bien le long des travées conjonctives.

Reins. — La plupart des glomérules sont atteints, mais d'une façon très légère. Par endroits, la capsule de Bowmann semble un peu épaissie et, dans un certain nombre d'entre elles, éparses, on voit un exsudat un peu granuleux qui a refoulé le glomérule.

Les tubes contournés sont remplis de cylindres granuleux et fibrineux. Les cellules dont les noyaux sont très bien colorés se distinguent nettement dans certains endroits, alors que, dans d'autres, leurs limites sont à peine distinctes. De place en place, quelques traces de desquamation épithéliale.

Les anses larges de Henle présentent les mêmes lésions et contiennent aussi une quantité considérable de cylindres granuleux et quelques cylindres hyalins, mais elles montrent aussi de nombreux débris épithéliaux, avec des traces de desquamation épithéliale.

Les tubes droits, intacts en ce qui concerne leur épithélium, sont remplis de cylindres granuleux et hyalins très nets et en grande abondance.

Dans la base des pyramides de Malpighi existent de nombreux vaisseaux gonflés, distendus, dilatés, contenant de nombreux globules rouges. La congestion et la vascularisation sont intenses.

Le tissu conjonctif interstitiel n'est pas hyperplasié, et les tubes excréteurs sont à la même distance que dans l'état normal.

Quelques points de congestion au niveau de la capsule, mais disséminés.

Au point de vue *clinique*, il ne peut s'agir ici que de la différenciation entre l'urémie convulsive et la manifestation convulsive de l'auto-intoxication gravidique. On comprendra que l'on ait, d'après ce que nous venons de montrer au point de vue histologique de la fréquence des lésions rénales, tenté de ne faire, au point de vue clinique de l'éclampsie, qu'une sorte d'urémie compliquée des femmes enceintes; on le comprendra d'autant plus que la ressemblance symptomatique est dans bien des cas, dans presque la plupart des cas, très complète.

En face d'une femme présentant des accidents convulsifs, il faudra, pour éclairer le diagnostic, rechercher surtout alors les anamnestiques, car la symptomatologie des deux intoxications est par trop semblable en ce qui concerne l'élément convulsif.

En effet, l'urémie à type épileptique (*éclamptique*, comme on l'a nommée à tort) est souvent précédée immédiatement de phénomènes prémonitoires, tels que des soubresauts toniques ou cloniques, des trémulations fibrillaires des muscles, de lenteur et irrégularité du pouls, puis alors éclate la grande attaque. C'est la perte de connaissance et la convulsion tonique généralisée de suite, la face congestionnée, les lèvres serrées ; le corps est rejeté en arrière, les membres raidis ; la malade est en imminence de suffocation.

Puis survient la période de mouvements cloniques, généralisés le plus souvent et symétriques, et enfin, après un court instant, la résolution complète, le coma et la respiration stertoreuse.

La localisation des convulsions qui peuvent aussi revêtir le type jacksonien, à forme hémiplégique ou monoplégique, l'abolition de tout ou partie d'une période de convulsions, tout cela n'est-il pas analogue à ce qui se passe dans l'hépato-toxémie ?

On peut ajouter à cela l'existence de l'état de mal, avec torpeur cérébrale, coma permanent ou passager, entrecoupé de crises nombreuses et rapprochées, et l'on sait que le pouls est plein, tendu, avec une exagération de pression, hypertension considérable et accélération notable au moment de l'accès. Dans l'un comme dans l'autre cas, les pupilles petites présentent un myosis permanent.

Les deux tableaux symptomatiques sont donc absolument pareils, et en face d'un cas semblable, que penser de l'intégrité du foie, que penser de la part que le rein peut prendre au processus ?

L'analyse des urines ne peut en aucune façon servir de point de repère ; de toutes façons on trouve de l'albumine, de l'oligurie, la sécrétion urinaire pouvant tomber à 100 ou 200 grammes en 24 heures, pouvant même être supprimée. L'urée aussi s'abaisse d'une façon permanente et considérable, et la cylindrurie peut exister aussi dans l'éclampsie.

Tels sont les symptômes analogues des deux lésions : on a essayé de leur trouver des différenciations qui permettent de les classer, non seulement au point de vue clinique, mais surtout au point de vue pronostique et thérapeutique.

Ce n'est pas dans la recherche des *anamnestiques* que l'on pourra trouver cette différenciation nette. Avant d'être urémie convulsive, l'intoxication rénale est souvent précédée de symptômes que nous retrouvons dans l'intoxication hépatique : c'est la *céphalée*, déjà véritable symptôme urémique, très fréquente, variant de la simple sensation de pesanteur à la céphalée gravative, localisée ou généralisée à toute la tête. Elle s'accompagne souvent de vertiges, d'étourdissements, de troubles visuels ; les nuits sont sans sommeil et pénibles, le teint pâle et terreux, la somnolence entrecoupée par des crises de céphalée. C'est là aussi la céphalée de l'éclamptique.

L'amblyopie, l'héméralopie, l'amaurose, déjà un peu de myosis existent également dans les deux maladies, en y ajoutant même quelquefois de la cécité subite.

Au contraire, quelques troubles qui relèvent plus directement du mal de Bright fourniront de meilleurs signes.

Les troubles auditifs (sifflements, bourdonnements de l'une ou des deux oreilles, avec diminution de l'acuité auditive), le vertige de Ménière même, sont plus urémiques qu'éclamptiques, de même que l'hyperesthésie auditive.

Les éruptions cutanées, dermatoses sous forme de papules ou de nouures nombreuses entourées d'une auréole rouge, ou développées sur des plaques érythémateuses, de coloration rouge clair, puis foncée, enfin d'un bleu noir, et terminées par une desquamation furfuracée ; l'urticaire, le purpura souvent final sont fréquents chez l'urémique, très rares chez l'autre. (Erythème papuleux urémique. Pye —, Smith, Thibierge.)

Le prurit pénible, paroxystique et chronique, les sueurs d'urée sous forme de petites écailles cristallines, blanches et brillantes n'existent guère chez l'éclamptique.

Le doigt mort, les épistaxis, les crampes sont aussi du domaine de l'urémie, de la néphrite interstitielle.

Les vomissements, que l'on sait exister souvent chez les femmes enceintes, peuvent prêter à erreur, mais il est rare que chez l'urémique, ils ne s'accompagnent pas de troubles gastro-intestinaux, qui, par leur intensité, leur prédominance, ont fait créer et décrire une forme d'urémie gastro-intestinale. La stomatite simple, érythémato-pultacée ou ulcéreuse, le ptyalisme, les manifestations parotidiennes et surtout la diarrhée séreuse ou dysentérique n'auront pas leur équivalent chez l'hépato-toxémiée.

Les œdèmes eux-mêmes ne seront pas semblables : chez la brightique, les membres et la face sont le siège d'œdèmes considérables, alors que souvent l'éclamptique ne présente qu'un léger œdème des malléoles.

Et surtout, ce que nous considérons comme un symptôme de plus grande valeur, l'existence des troubles cardiaques, du bruit de galop, de dédoublements, sera un élément différentiel important. Il est vrai toutefois que l'on a vu des femmes mourant avec toutes les lésions hépatiques de l'éclampsie, présenter auparavant un bruit de galop, indice certain de lésion rénale, et le plus souvent de lésion rénale antérieure ; mais qui nous prouve que, bien que cette femme soit morte d'éclampsie au point de vue histologique, que ce n'est pas surtout par son rein qu'elle est morte, et que ce rein n'en a pas été la cause première et fondamentale ?

La quantité d'albumine pourra peut-être servir de point de comparaison ; chez l'éclamptique, cette albumine augmente considérablement dans l'urine au moment des attaques, tandis que dans l'urémie ces urines gardent sensiblement la même composition, tout en diminuant de quantité.

Enfin on a voulu faire de l'hypothermie dans l'urémie l'un des gros éléments de diagnostic d'avec l'éclampsie ; dans la règle, dit-on, l'urémie est hypothermisante, alors que l'éclampsie ne l'est pas et se trouve en général hypothermisante. Si l'on admet à priori que tous les cas d'urémie sont hyperthermisants, il est certain que ce serait là un des meilleurs, sinon le meilleur critérium. Mais ce que l'on ne dit pas, c'est que l'urémie hypothermisante, celle qui descend à 35°, et même à 30°, est l'urémie chronique, lentement progressive : c'est celle de l'atrophie scléreuse des reins, de la compression lente des uretères par le cancer du col utérin. Au contraire, l'urémie hypertoxique, convulsive, l'urémie pseudo-éclamptique est fébrile, et la température centrale peut s'élever en même temps qu'apparaissent les phénomènes qui traduisent l'intoxication, et l'on obtient 39, 40, 41°. Ce sont les urémies à forme comateuse, convulsivante, délirante, ce sont celles des néphrites aiguës ou subaiguës; on l'a même quelquefois observé dans des néphrites chroniques.

C'est donc là, quand on se rappelle ce que nous avons dit de la température dans l'éclampsie, un élément différentiel qu'il faut faire disparaître en entier, surtout si l'on se souvient que même l'hypothermie ne serait pas capable de faire faire le diagnostic seul du coma urémique puisqu'on la retrouve, elle aussi, dans les cas de coma par hémorragie cérébrale, par ramollissement.

On a voulu voir aussi dans le mode respiratoire de Cheyne-Stokes une manifestation terminale de l'urémie, que ne comportait pas l'éclampsie. Disons de suite, avant d'en reparler à propos du coma urémique, que nous avons observé plusieurs fois, dans des cas d'éclampsie confirmée cliniquement et histologiquement, le type Cheyne-Stokes, qui n'est en réalité que la traduction particulière de l'intoxication bulbaire qui existe dans tous les cas. (Voir plus haut l'observation personnelle du 7 janvier 1903.) Au rythme toxique pourrait-on tout au plus ajouter comme élément différentiel la présence d'une bronchite, ou d'accidents broncho-pneumoniques, d'œdème pulmonaire léger dont on ne retrouvera pas les éléments dans l'éclampsie et qu'il faudra néanmoins séparer des bronchites, des congestions pulmonaires à la base surtout, que le simple décubitus dorsal aura pu produire mécaniquement. On le voit, il existe bien des faits qui concordent dans ces deux modes d'intoxication si rapprochées; *en résumé*, ce seront les anamnestiques, vrais, purs, lorsqu'on pourra les recueillir, c'est-à-dire la préexistence d'une maladie ayant pu amener des lésions rénales antérieures, typhose, rhumatisme, scarlatine, diphtérie, froid même (néphrite a frigore), qui serviront de grande base aux œdèmes, aux troubles cardiaques, aux troubles albuminuriques, qui leur serviront de corollaires.

Afin de mont torerute la difficulté que l'on peut avoir à se prononcer entre des attaques d'urémie et des attaques d'éclampsie, nous avons tenu à donner *in extenso* l'observation très intéressante publiée par MM. Porak et Durante et concernant une femme que nous avons eue à la Maternité en juin 1902.

Mme S..., multipare, 25 ans. Entrée le 9 juin 1902, morte le 10 juin.

Aucun renseignement sur les antécédents.

Deux accouchements normaux antérieurs.

Grossesse actuelle. — Dernières règles ignorées. Terme 8 mois, d'après le développement de l'utérus. Depuis 8 jours, la femme se plaignait de douleurs dans les membres supérieurs et de céphalée intense la nuit surtout, et d'*engourdissement* dans les jambes.

Amenée à la Maternité le 9 juin, à 5 heures du soir. Depuis une heure, elle a des crises convulsives subintrantes, plongée dans le coma. Elle aurait eu 5 accès.

On recueille un peu d'urine *très claire*, qui contient 1 gr. 50 d'albumine.

T., 36°,8 ; 144 de pouls ; 40 respirations. Pas de dyspnée. Elle a *très peu d'œdème des membres et n'a pas de bouffissure de la face.*

Saignée de 500 grammes. Sang rouge. Très agitée pendant la saignée, avec secousses cloniques des membres supérieur et inférieur droits.

5 h. 30 du soir. — Accès convulsif type, débutant par une inclinaison brusque de la tête à droite.

La respiration se rétablit très lentement. Cyanose considérable ; pas d'œdème. Grand lavage rectal. Garde-robes assez abondantes. Sérum, 1.000 grammes.

Grossesse de 8 mois. Sommet. Col long, fermé. Pas de bruits du cœur fœtal.

6 h. 25 — 7e accès.
7 heures. — 8e accès. T., 36°,9 ; 150 pulsations.
7 h. 25 — 9e accès.
7 h. 35 — 10e accès. T., 37°,6.
8 heures. — 11e accès. T., 38°.
8 h. 30 — 12e accès.
9 heures. — 13e accès. Respiration très lente à se rétablir. Pas de Cheyne-Stokes.
9 h. 25 — 14e accès.
10 heures. — 15e accès ; T., 38°,4 ; 160 pulsations ; 64 respirations ; 500 grammes de sérum.
10 h. 30 — 16e accès.
10 h. 35 — 17e accès.
11 h. 50 — 18e accès. Entre les accès, marmottement, subdélire.

La dilatation est de 5 francs. Rupture spontanée des membranes ; la tête appuie sur l'orifice.

Minuit 15. — 19e accès. Contractions de plus en plus fortes. Plaintes et mouvements à chaque contraction.

1 heure du matin. — Accouchement très rapide. Enfant mort de 2.300 grammes. Délivrance naturelle du poids de 300 grammes. *Aucune lésion macroscopique du placenta.*

1 h. 20. — Dyspnée croissante. Agitation considérable ; respiration stertoreuse.

10 *juin*, 9 heures matin. — *Mort* après une nouvelle période d'agitation.

Autopsie, 11 *juin*. — *Cœur*. — Hypertrophie surtout du ventricule gauche dont la paroi est très épaisse, dure, et forme à elle seule la pointe et la moitié de la face antérieure.

Myocarde dur (myocardite interstitielle). — Orifice aortique avec léger athérome. *Rétrécissement* moyen de l'orifice mitral par épaississement et sclérose de la valvule.

Cœur droit normal, sauf quelque minceur du myocarde.

Péricarde contenant très peu de liquide citrin. Pas de plaques laiteuses, pas d'ecchymoses.

Poumons. — Un peu de liquide citrin dans les deux plèvres. Pas d'adhérences.

Poumons œdématiés à un haut degré, mais sans foyer. Pas d'ecchymoses ; la coupe fait sourdre du liquide spumeux.

Foie. — *Petit, dur, brun* et non jaune. Le fond brun est parcouru d'arborisations violacées. Sur la coupe, il a l'aspect d'un foie cardiaque type ; en aucun *point* il ne se rapproche du foie éclamptique.

Rate. — Petite et ferme.

Utérus. — Revenu sur lui-même. — Col fermé.

Cerveau. Bulbe. — Normaux. Sinus de la dure-mère pleins de sang. Pas d'œdème notable de la pie-mère.

Reins. — Durs, très résistants au couteau, comme atteints d'une néphrite interstitielle intense. Cependant la capsule se décortique assez facilement ; pas de kystes.

Sur la coupe, la substance corticale peu épaisse, était pâle, paraissait un peu atrophiée. La substance médullaire au contraire, d'un rouge foncé, extrêmement congestionnée.

Examen histologique. — Dans la région corticale, les glomérules et les tubes contournés sont relativement peu malades. Toutefois les cellules de revêtement de ces derniers, bien que demeurées en place, paraissent un peu aplaties, par suite de la présence d'une substance grenue, remplissant le tube, substance qui est probablement un liquide albumineux coagulé par les réactifs. Les glomérules sont souvent rétractés par suite de la présence de la même substance remplissant les cavités de Bowmann.

Le tissu interstitiel n'est pas sensiblement augmenté, et les vaisseaux sont normaux.

Toutefois, il existe de petits territoires avec un peu de périartérite et au voisinage desquels les tubes contournés présentent une desquamation complète de leur revêtement ; enfin il y a quelques petites suffusions hémorragiques.

Dans la région des anses de Henle, dans la portion la plus excentrique de la substance médullaire, les lésions sont beaucoup plus marquées. Les vaisseaux sont extrêmement dilatés. Ils occupent presque tout l'espace disponible, en sorte que les tubes excréteurs disparaissent. Lorsque ces derniers boyaux existent, ils sont représentés par des boyaux longitudinaux de cellules moniliformes, irréguliers, et les cellules desquamées se réfugient dans les points les moins comprimés.

Plus bas, dans la région médullaire moyenne et surtout dans le voisinage des papilles, les lésions sont très accentuées. La coupe montre un tissu conjonctif adulte, mais gonflé, un peu dissocié par l'œdème. Au milieu de ce tissu, les vaisseaux sont nombreux, dilatés et donnent parfois lieu à de petites hémorragies, mais la congestion est moins totale et moins régulière qu'un peu plus haut. Les éléments épithéliaux sont presque méconnaissables. Ils ne sont plus représentés que par des amas épithéliaux informes ou par des cylindres hyalins, qui sont souvent contenus au milieu des amas.

En résumé, *lésions épithéliales* beaucoup plus intenses qu'on ne l'aurait pensé. Il semble que l'affection ait évolué en deux temps. Les altérations les plus anciennes paraissent être celles de la région médullaire, particulièrement au niveau des tubes droits, des tubes collecteurs. Il existe à ce niveau une sclérose ancienne, étouffant progressivement les éléments nobles. Mais à cette sclérose ancienne est venue s'ajouter une néphrite épithéliale avec cylindres hyalins. Enfin, la dilatation intense des vaisseaux paraît un phénomène plus tardif venu compliquer l'état pathologique dans les derniers temps de la grossesse.

CHAPITRE IV

HÉMIPLÉGIES

Nous avons été frappé, pendant nos recherches sur l'éclampsie, de la fréquence relativement considérable des hémiplégies consécutives, ou même coïncidant avec les accès de l'auto-intoxication, et nous n'avons pas cru pouvoir séparer du diagnostic de l'attaque même, de la manifestation convulsive, ce qui est le corollaire fréquent, peut-être même ce qui n'en est qu'une manifestation, c'est-à-dire l'hémiplégie. C'est pourquoi nous envisagerons, dans ce chapitre, successivement les hémiplégies éclamptique, urémique, apoplectique, méningée, celles de la sclérose en plaques, du tabes, de la paralysie générale, du ramollissement cérébral, de l'hystérie.

§ 1. — Hémiplégie éclamptique.

Lorsqu'il survient une hémiplégie au cours de l'accouchement, le plus souvent cette hémiplégie coïncide avec des accès éclamptiques. Mais pour établir les différentes modalités de l'hémiplégie puerpérale et en faire le diagnostic, il ne faut pas s'adresser seulement aux phénomènes paralytiques proprement dits, mais à toutes les circonstances qui se groupent autour de ces faits, circonstances relatives surtout aux accidents précurseurs et concomitants.

Il peut arriver, en effet, que l'on se trouve en présence d'une femme en plein coma, et présentant une hémiplégie type avec flaccidité de tout un côté, avec ou sans déviation de la face, ptose d'une des deux paupières supérieures, stertor complet

Il n'y aura dans ces conditions que les anamnestiques pour aider au diagnostic. L'œdème précédent existera encore le plus souvent, de même que l'on retrouvera la présence antérieure d'albumine, albumine que l'analyse d'urine prise par le cathétérisme montrera existant encore.

Les malades se seront plaintes, plus ou moins longtemps avant les phénomènes paralytiques, de céphalalgie frontale, de troubles de la vue, de tintements d'oreille, de gêne dans la parole ou dans la déglutition. Si, de plus, on a pu savoir de l'entourage l'existence d'accès, au cours desquels la paralysie, le stertor se seraient produits, si l'on peut à fortiori se les faire décrire d'une façon à peu près exacte, l'hésitation ne sera pas possible. A fortiori également, si au milieu du coma, ou si le précédant, on se trouve à même de constater l'accès éclamptique type, ne devra-t-on pas se tromper.

Dans ces conditions, l'obnubilation sera moins marquée, sera même passagère, les phénomènes d'hémiplégie plus facilement perceptibles que dans les hémiplégies d'origine organique ; on trouvera de la surdité, de l'amaurose, le prolapsus de la paupière supérieure, la paralysie d'un côté de la face, la prédominance de l'impotence au bras ou à la jambe. Et si le diagnostic n'est pas encore affirmé, le rétablissement rapide de la motilité et de la sensibilité dans les membres paralysés, qui s'effectuera dans un espace de temps assez court, quelques semaines ou quelques mois au plus, en sera le contrôle rétrospectif, en même temps que le caractère principal.

Quelquefois cependant, on la voit devenir chronique et permanente, mais cette évolution est beaucoup plus rare que la précédente.

Nous donnons ici une observation personnelle d'hémiplégie au cours d'accès éclamptiques (pendant la période comateuse), où la paralysie légère, difficile à constater au premier abord, a été précédée de mouvements convulsifs localisés, de secousses partielles, témoignage probable d'épanchement juxta-cortical, et dont l'évolution a été bénigne et particulièrement rapide. Nous en avons du reste déjà donné une partie, sur laquelle nous ne reviendrons pas, et qui concernait la marche de la température au moment des accès.

Observation I (personnelle), *in extenso.*

Mme H..., Ipare, 21 ans, mécanicienne.

On trouve dans les antécédents personnels une scarlatine à l'âge de 2 ans.

Premières règles : 14 ans, régulières, 8 jours.

1re *grossesse, actuelle.* — Les renseignements donnés par la mère apprennent qu'elle n'a jamais été malade pendant sa grossesse, et qu'elle n'a jamais consulté.

Entrée, 3 octobre 1902, 2 *heures du matin*. Coma complet. Elle aurait eu 3 accès chez elle, depuis une heure, après s'être plainte de violents maux de tête et des reins dans la journée.

2 h. 5. — 4e accès.
2 h. 20. — 5e accès.
2 h. 25. — 6e accès.

Etat très grave, agitation extrême. La malade s'assied sur son lit, se remue sans cesse. Yeux hagards, fixes. Pupilles dilatées. Pas de cris, pas de dyspnée. *Aucun œdème*, ni *bouffissure*. Albumine en quantité considérable. On retire 150 grammes d'urine un peu rougeâtre.

Saignée de 250 grammes ; sang noirâtre, visqueux, se coagulant en un instant.

Le palper est impossible ; l'utérus est constamment dur, même entre les contractions.

Membranes rompues. Dilatation de 5 francs.

Bosse séro-sanguine déjà grosse. La fontanelle antérieure est en avant et à gauche ; tête très fléchie, amorcée et tendant à se coincer au détroit supérieur. Chevauchement des os. La saillie de la tête ne permet pas d'atteindre le promontoire. Bruits du cœur bons.

Les contractions fréquentes et régulières font gémir la malade, qui est toujours comateuse.

A la suite de la saignée, légère reprise de connaissance pendant quelques minutes.

5 h. 10 du matin. — 7e accès. Plus violent que les précédents, avec cyanose très marquée. Reprise de connaissance assez rapide.

7 h. 20. — 8e accès. Très violent. Cyanose de plus en plus marquée.

8 h. 10. — 9e accès. 3 minutes. Cyanose très forte dès le début de l'accès. A la fin de l'accès, aspect noirâtre et arrêt de la respiration. La respiration artificielle rétablit l'inspiration au bout de 2 minutes. Respiration stertoreuse. Agitation extrême. T., 38° ; 120 pulsations. Les bruits du cœur de l'enfant ne sont pas perçus ; on constate un mouvement convulsif. Dilatation de 5 francs.

10 heures. — Dilatation d'une paume de main. Bords de l'orifice très souples. Bosse séro-sanguine volumineuse. Tête amorcée.

Chloroforme. Basiotripsie n'ayant rien présenté de particulier. Délivrance artificielle immédiate. Hémorragie assez forte. Déchirure du côté gauche du col, sur une hauteur de 2 centimètres. Injection intra-utérine. Tamponnement vaginal. Sérum, 500 grammes.

11 h. 10. — 10e accès. 2 minutes. Cyanose.

Midi 15. — 11e accès. 2 minutes. Cyanose longue. On fait quelques mouvements de respiration artificielle. T., 37°,6 ; 116 pulsations.

1 h. 15 du soir. — 12e accès. Cyanose légère.

1 h. 25. — 13e accès.

2 h. 30. — 14e accès. Cyanose de moins en moins forte. Accès de 2 minutes.

3 heures. — 15e accès.

3 h. 25. — 16e accès.

4 h. 30. — 17e accès. T., 38°,4. Pouls très rapide, incomptable.

4 h. 40. — 18e accès. T., 38°,4 ; 128 pulsations. 150 grammes d'urine. Respiration stertoreuse.

5 h. 25. — 19e accès. Cyanose assez longue.

6 heures. — 20e accès.

6 h. 15. — 21e accès.

6 h. 30. — 22e accès. Accès de plus en plus violents.

6 h. 40. — 23e accès. Langue noirâtre. Une piqûre de morphine de 1 centigramme.

8 h. 20. — 24e et dernier accès. Calme absolu. 140 pulsations.

4 *octobre*, minuit. — On constate, du côté gauche, quelques mouvements convulsifs, à courtes oscillations, plutôt à l'état de secousses, sans phénomènes toniques de tout le côté gauche, et à maximum au membre inférieur. 128 pulsations.

3 heures du matin. — Gémissements incessants. 140 pulsations.

5 heures. — Calme. Transpiration abondante.

7 heures. — T., 38°,7 ; 132 pulsations.

11 heures du matin. — Sérum, 300 grammes. Calme.

Midi. — Nouveaux mouvements convulsifs analogues aux précédents et surtout au membre inférieur gauche. La mobilité du bras gauche et de la jambe est en entier abolie ; la tête est déviée à droite ainsi que les yeux. Respiration stertoreuse à 44, régulière. La sensibilité est abolie dans tout le territoire paralysé. Urine à peine albumineuse.

2 heures. — Calme complet.

5 heures. — Lavage de 20 litres d'eau salée. P., 160 ; T., 40°,1 ; 40 respirations.

9 heures. — 160 pulsations. Transpiration intense.

11 heures. — 128 pulsations.

5 *octobre*, 3 heures du matin. — 132 pulsations.

5 heures — 128 pulsations.
6 h. 30. — 140 pulsations ; T., 40°.
7 heures. — 160 pulsations. Agitation très grande.
9 heures. — Même état.
5 heures du soir. — T., 39°,5 ; P., 116 ; 32 respirations. Commence à répondre aux questions lentement, mais distinctement. Elle fait remuer un peu sa jambe gauche, mais sans pouvoir la soulever au-dessus du plan du lit. Le bras gauche est tout à fait inerte. La face, les yeux, la langue ne sont pas déviés. Pas de contracture.
6 *octobre*. — T. m., 38° ; 88 pulsations. T. s., 37°,6 ; 84 pulsations.
13 *octobre*. — Eschare sacrée légère.
15 *octobre*. — Amélioration de l'eschare. Furonculose fessière.
16 *octobre*. — La motilité et la sensibilité du bras sont en entier réapparues, et la puissance musculaire est aussi intense que du côté opposé.
18 *octobre*. — La malade sort, marchant bien sans faiblesse, et se servant très bien de son bras.

Ainsi qu'on le voit dans cette observation, la paralysie a été précédée de mouvements convulsifs légers, qui sembleraient prouver en faveur d'une suffusion sous-dure-mérienne, et le retour à toutes les fonctions rapide et complet.

Nous donnons en face de ces observations d'hémiplégie simple, à évolution rapide, une observation où, à la suite de 3 accès éclamptiques, apparut une hémiplégie dont ici l'évolution fut au moins aussi rapide, mais qui fut compliquée d'aphasie, d'agraphie, qui, elles, ne disparurent qu'avec une assez grande lenteur et dont le diagnostic eût été longtemps en suspens en l'absence de tout commémoratif, si l'on n'avait, quelques heures plus tard, assisté à un nouvel accès typique d'éclampsie.

Obs. II — *Éclampsie* et *Aphasie*, 15 *octobre* 1901, n° 2437.

F..., ramassée sur la voie publique. Amenée en ambulance à 10 h. 50 soir. Aucun renseignement. La personne qui l'amène dit qu'elle a eu 3 crises d'éclampsie.
Grande quantité d'albumine.
Agitation extrême, T., 36°,5 ; 116 pulsations.
Cette agitation n'existe que lorsqu'on s'approche d'elle.
16 *octobre*, 2 heures du matin. — Pleurs, agitation, se lève.
6 heures. — 104 pulsations ; T., 36°,9.

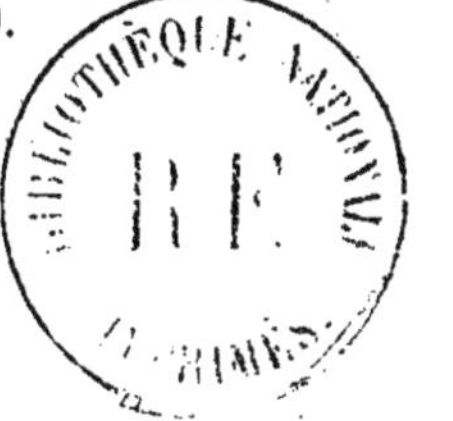

1 h. 10. — Morsure et déviation de la langue. Paralysie faciale droite. A eu une hémorragie cérébrale consécutive à des accès d'éclampsie (aphasie motrice) ; comprend ce qu'on lui dit, mais ne peut répondre, ni même écrire. Accès caractéristiques avec coma. Grand lavage rectal. Va bien toute la journée.

6 heures du soir. — T., 37°,2 ; 100 pulsations ; 24 respirations.

11 heures. — T., 37°,2 ; 86 pulsations ; 24 respirations.

17 *octobre*, 3 heures du matin. — T., 37°,8 ; 110 pulsations ; 26 respirations.

7 heures. — 37° ; 90 pulsations ; 24 respirations.

18 *octobre*. — Calme absolu ; parole impossible, signes de tête de compréhension. Paralysie faciale droite, moins accentuée. L'œil, qui restait absolument fixe, commence à se fermer. Un peu de conjonctivite. Bras droit immobile. Température et pouls normaux. Urine abondante ; 2 grammes d'albumine. Régime lacté absolu.

21 *octobre*. — Disparition totale de la paralysie du membre supérieur. Même état facial et intellectuel. Écrit toujours le même mot : ouvriers. 2 grammes, albumine.

22 *octobre*. — Essaie de parler. Impossibilité. Écrit bien sous la dictée.

23 *octobre*. — Se lève, s'habille seule, etc. Diminution notable de la paralysie faciale. Œil à demi fermé dans le sommeil.

24 *octobre*. — Même état ; 1 gramme et demi d'albumine.

25 *octobre*. — A écrit seule, répétant plusieurs fois le même mot. Écrit bien sous la dictée. Persistance de paralysie faciale.

26 *octobre*. — Albumine, 1 gramme. 2 litres urine. Persistance de paralysie faciale.

Même répétition de mots sous la dictée. Ne peut lire en aucune forme ni façon. Met souvent *b* pour *p* ou *d*.

27 *octobre*. — Les bruits du cœur fœtal sont toujours bons.

28 *octobre*. — Albumine, 1 gramme. Lit très difficilement, lit les dates facilement.

29 *octobre*. — 0 gr. 50 d'albumine. Phrase écrite assez bien. Persistance de la paralysie faciale.

31 *octobre*. — Même état.

2 *novembre*. — Albumine persistante.

3 *novembre*. — 0 gr. 50 d'albumine. Paralysie faciale a considérablement diminué. Ne peut toujours pas parler. Sommet mobile. Bruits du cœur bons.

7 *novembre*. — Écriture spontanée, sans répétition de mots. Ne parle pas encore.

11 *novembre*. — Ne communique que par écrit, et facilement. Crie lorsqu'on la pince.

15 *novembre*. — Paralysie faciale très légère. 0 gr. 50 d'albumine.

20 *novembre*. — Arrive à dire bonjour, mais à voix basse ; ne peut dire que cela.

24 *novembre.* — 2 grammes d'albumine. Pouls et température à tendance à s'élever un peu depuis quelques jours. Repos au lit. Même mot. Bruits du cœur, bons.

25 *novembre.* — 1 gramme.

26 *novembre.* — 1 gr. 5. Prononce un autre mot.

27 *novembre.* — Douleurs. Sommet en G. A. Bruits du cœur, bons.

Dilatation de 5-6 centimètres.

10 h. 30. — Dilatation complète. Liquide vert noirâtre. Accouchement spontané en 2 contractions. Enfant vivant, de 1.850 grammes.

Placenta. — 450 grammes. Infarctus (foyers hémorragiques anciens et récents).

Bruits du cœur, normaux.

Sortie, 21 décembre 1901.

Il est rare que l'on n'arrive pas à connaître l'existence des accès, mais que l'hémiplégie se soit produite en dehors ou devant le médecin, ses caractères en seront tranchés par les antécédents, sa brusquerie plus rare en tant que précédée d'autres symptômes. Malgré ces symptômes, son apparition est soudaine, en raison de l'exagération énorme de la pression sanguine déterminée par les convulsions ; il arrive même que, si l'inondation ventriculaire est intense, et la destruction de la substance cérébrale étendue, la marche en soit rapide, et que les phénomènes comateux prédominent au point de faire méconnaître la paralysie unilatérale. Dans ce cas alors, la respiration est irrégulière, le collapsus absolu, l'insensibilité totale ; les pupilles ne réagissent plus à la lumière ; on constate des sueurs profuses ; le pouls, de tendu et plein, est devenu faible, et la température ne dépasse pas 37°, même si l'élévation antérieure était considérable.

Une observation de Maygier et Chavane en 1899 :

Éclampsie.—Mort par hémorragie bulbaire. Foyer hémorragique dans le 4e ventricule, surtout au niveau de l'origine des pneumogastriques, et dont les symptômes étaient passés inaperçus. (Société d'obstétrique, 21 décembre 1899, in *Journal d'obstétrique*, 1900, n° 2, p. 157.)

Une observation de Boissard en 1900 :

Autopsie d'une femme morte à Tenon. Hémorragie abondante à la surface des circonvolutions de la moitié gauche du cerveau.

Hémorragie hépatique sous-capsulaire, inter et intralobulaires.

Ces hémorragies aussi marquées sont rares, et sont presque invariablement terminées par la mort. Il est même fort probable qu'elles sont plus nombreuses qu'on ne l'a dit, que ne le rapportent les observations, car au cours d'autopsies d'éclamptiques on trouve des épanchements sanguins intra ou extra-cérébraux, sans que dans l'histoire de la malade on trouve relatée l'existence des troubles inhérents à cette hémorragie.

Il est heureusement un certain nombre de cas où l'effusion sanguine est moindre, et l'on trouvera alors à cette hémiplégie des caractères immédiats et secondaires suffisamment tranchés pour bien l'individualiser.

Une observation de Schwab en 1896 :

Un cas d'hémiplégie par hémorragie cérébrale chez un éclamptique, suivi de guérison.

§ 2. — **Hémiplégie urémique.**

La difficulté de diagnostic des deux hémiplégies ne peut être que très grande, étant donnée la similitude des symptômes par lesquels se manifestent les deux intoxications si semblables : dans l'une comme dans l'autre, à la suite d'attaques convulsives analogues, au milieu d'un coma en tout semblable, la malade est prise brusquement d'impotence d'un côté, hémiplégie totale ou incomplète, avec ou sans hémianesthésie générale ou localisée, suivie ou non de contractures variables, affectant même parfois comme l'autre le type jacksonien, associée comme l'autre à une déviation conjuguée de la tête et des yeux, comme l'autre avec une élévation de température.

Et comme, dans le cas d'éclampsie, l'évolution est souvent courte, les symptômes hémiplégiques peuvent disparaître vite ; ou bien l'évolution cérébrale peut s'accentuer et la malade disparaître en plein coma sans reprise de connaissance.

Tout est donc calqué l'un sur l'autre, et l'on ne peut que se rejeter sur ce que nous dirons pour le coma : les anamnestiques, doublés des œdèmes et des lésions cardiaques. La difficulté en est donc extrême.

Il semble donc, au premier abord, que le diagnostic d'hémiplégie éclamptique soit facile, il n'en est cependant pas toujours ainsi.

Rapportons ici en entier une observation recueillie par nous à la Maternité, observation qui montre la marche progressive de l'inondation sanguine, mais qui montre surtout la forme spéciale des manifestations d'auto-intoxication, où l'on ne trouve qu'une période d'excitation sans aucune crise convulsive ou tétanique, et où l'on n'eut, pour établir le diagnostic, que les symptômes prémonitoires, d'une haute valeur, il est vrai, la céphalée, l'insomnie, les douleurs épigastriques, l'albumine.

Obs. III — *Grossesse de 6 mois et demi environ. Albuminurie. Hémiplégie gauche avec paralysie faciale droite. Mort.* (Présentation de pièce anatomique par MM. Theuveny et Daniel.)

Cette observation concerne une femme âgée de 32 ans, Vpare, enceinte de 6 mois et demi environ, amenée à la Maternité le 28 mars 1903, dans le service de M. le docteur Porak, pour de l'albumine et de l'œdème considérable des membres inférieurs.

Vingt-quatre heures après son entrée, cette femme est prise de douleurs extrêmement violentes dans la tête, avec des phénomènes d'excitation générale, et présente tout d'un coup, au milieu de ces symptômes, une paralysie du membre supérieur gauche, suivie presque aussitôt d'aphasie avec paralysie faciale droite, et enfin de paralysie du membre inférieur gauche.

Antécédents. — Dans les antécédents *héréditaires* de la malade, on relève les particularités suivantes :

Mère morte de tuberculose pulmonaire. Père éthylique, mort de tuberculose pulmonaire. Une sœur avait la danse de Saint-Guy. Dans les antécédents *héréditaires* du mari, on trouve :

Père mort de tuberculose pulmonaire. Mère morte d'une hémorragie cérébrale.

Dans les antécédents *personnels* de cette femme, on ne relève aucune maladie, ni rhumatisme, ni typhose, ni intoxication ; seul existe un état nerveux très marqué, bien qu'il n'y ait eu aucune crise d'aucune nature. D'aucun côté, on ne trouve trace de syphilis.

L'auscultation du cœur ou des vaisseaux est également négative.

Antécédents obstétricaux. — 1re *grossesse* en 1889, à 19 ans. Enfant vivant. Suites de couches normales

2e *grossesse* en 1890, terminée à 6 mois, avec accidents péritonéaux (?) secondaires qui l'auraient alitée pendant 3 mois.

3e *grossesse* en 1894, normale. Enfant vivant.

4e *grossesse* en 1897, terminée à 5 mois. Hémorragie abondante au moment de l'avortement.

Il a été impossible de savoir la cause de la fin prématurée de ces deux grossesses. Peut-être déjà s'agissait-il d'albuminurie, car l'existence entre les deux d'une grossesse menée à terme et d'évolution normale doit faire disparaître, au moins en ce qui concerne la première fausse couche, toute idée de spécificité.

5e *grossesse actuelle*. — Dernières règles, fin d'août 1902. La fécondation semblerait, d'après l'interrogatoire, dater du milieu de septembre.

Jusqu'au 25 décembre, la grossesse évolue normalement, pas de nausées, ni vomissements, aucun phénomène douloureux.

A ce moment, un peu *d'œdème* apparaît aux membres inférieurs, puis à l'abdomen. Malgré cette constatation, on ne fait pas d'examen des urines.

L'état reste le même jusqu'au 13 mars 1903, la malade continuant à vaquer à ses occupations. A partir de cette époque, elle se plaint de maux de tête, localisés à droite, avec exacerbations, et accompagnés de saignements de nez. Essoufflement, œdème considérable des membres inférieurs, de l'abdomen, des paupières. Ce jour-là, les urines, analysées, montrent une quantité considérable d'albumine.

21 *mars*. — Malgré l'augmentation progressive de tous ces symptômes, la malade ne se soigne pas; ni repos, ni régime lacté.

Les essoufflements augmentent, les maux de tête sont plus violents, les yeux vagues, un peu hagards, la vue trouble.

28 *mars*. — Elle se présente alors à la Maternité où elle est reçue immédiatement, et où l'on constate tous les symptômes précédents. Elle est soumise au régime lacté, purgée, et au repos absolu.

29 *mars*. — T., 36°,6 et 96 pulsations. Dans la journée, augmentation de la céphalée, douleurs dans la région des reins, épreintes au niveau du creux épigastrique. A 5 heures du soir, brusquement, la malade se met à gémir violemment, s'agitant sans cesse dans son lit, dans un état de surexcitation tel que deux personnes sont placées à côté d'elle pour la maintenir et l'empêcher de se lever. Au milieu de cette agitation sans caractère défini, 20 minutes après son début, on s'aperçoit que le membre supérieur reste immobile, ne prenant plus part à la crise. Quelques minutes après, les cris cessent brusquement, la commissure de la lèvre droite s'abaisse, la paralysie faciale droite est constituée. Ce n'est que 10 minutes après environ que la jambe gauche à son tour s'immobilise. L'inconscience est absolue, et la malade est transportée salle Boivin, n° 6, où l'on fait les constatations suivantes :

Bras gauche absolument inerte, retombant lourd et flasque; insensibilité absolue à tous les modes d'exploration. Pas de contractures, pas de ouvements.

Bouche déviée et attirée du côté sain (gauche) pendant que la commissure labiale droite est abaissée et soulevée par la respiration; les deux paupières sont fermées, mais une excitation extérieure fait relever la paupière gauche, tandis que la droite reste immobile.

Jambe gauche ne présentant pas une impotence aussi absolue, retombant moins lourdement que le bras, et ayant quelques mouvements de rétraction accompagnés d'un léger gémissement lorsqu'on la pique.

Aucun trouble moteur et sensitif du côté opposé; rien du côté des sphincters. T., 37°; 92 pulsations.

30 *mars*. — Le lendemain, la malade est à demi consciente et répond difficilement mais clairement aux questions. Elle se plaint d'une céphalée toujours aussi violente, sans troubles de la vue, ni douleurs épigastriques.

Même état des membres et de la face; on peut, de plus, constater la déviation de la langue du côté gauche. *Albumine*, 20 *grammes*.

Vomissements verdâtres très abondants. Aucune garde-robe, malgré deux purgations successives. T. m., 37° et 88 pulsations; T. s., 38° et 100 pulsations.

31 *mars*. — Même état; réponses pénibles, somnolence. T. m., 37°,4 et 136 pulsations; T. s., 37°,6 et 136 pulsations. Aucune contraction utérine.

1er *avril*. — T. m., 37°,6 et 140 pulsations; T. s., 37°,4 et 124 pulsations. La jambe, d'abord moins inerte que le bras, est à présent dans le même état, et l'insensibilité, les mouvements reflexes sont en entier abolis. Les bruits du cœur de l'enfant ont disparu.

2 *avril*. — T. m., 37°,6; 136 pulsations; T. s., 37°,4; 128 pulsations.

3 *avril*. — T. m., 37°,6; 120 pulsations; T. s., 37°,6; 120 pulsations.

Les phénomènes de paralysie sont et vont rester les mêmes jusqu'à la mort; la malade est tout à fait inconsciente. Diarrhée profuse et incontinence des deux réservoirs.

Apparition d'une eschare sacrée, qui aura le jour de la mort la largeur d'une paume de main.

4 *avril*. — T. m., 37°; 128 pulsations; T. s., 37°,3; 136 pulsations.

5. — T. m., 37°; 140 pulsations; T. s., 37°,3; 140 pulsations.

Perte de connaissance complète. Amaigrissement considérable. Râle trachéal.

6. — T. m., 37°; 140 pulsations; s., 142 pulsations; *Mort*, 9 heures soir.

Autopsie. — Pratiquée 33 heures après la mort, elle a donné les résultats suivants :

Utérus. — Recouvert dans son tiers supérieur par le grand épiploon, qui est légèrement adhérent par de longues brides cellulo-fibreuses au péritoine pariétal de la paroi abdominale antérieure. Il est assez mou, ardoisé ; sans l'ouvrir, on constate une présentation du siège à droite. La pièce, conservée entière, a été radiographiée, congelée, puis coupée pour des études ultérieures.

Le cæcum et la partie terminale de l'iléon présentent aussi quelques adhérences avec la trompe et l'ovaire droit, qui sont, pour ainsi dire, cachés par elles. L'ovaire gauche contient le corps jaune de la grossesse.

Ces adhérences, bien que faibles et longues, sont probablement le reliquat d'une réaction péritonéale dont l'interrogatoire relate, bien que de façon peu précise, l'existence à la suite de l'un des accouchements. Nous ne croyons pas que leur présence ait pu, dans le développement ultérieur de l'utérus, gêner en rien, car leur peu de résistance, leur minceur, leur longueur n'auraient pu leur permettre de résister à l'élévation utérine.

Seules peut-être les adhérences du cæcum et de l'iléon auraient-elles pu être douloureuses et donner lieu à une légère réaction péritonéale ou intestinale, mais la mobilité relative du cæcum aurait été suffisante, pensons-nous, pour en empêcher la production, de même que pour empêcher l'ascension de ce côté du globe utérin et le forcer à s'infléchir davantage encore du côté droit.

Poumons. — Un peu de congestion des deux bases ; quelques anciens tubercules crétifiés au sommet droit avec de légères adhérences pleurales.

Cœur. — Un peu gros, mais aucune lésion aortique ni valvulaire. Aucune lésion apparente du myocarde, ni de l'endocarde. Rien aux coronaires.

Foie. — Ne présente rien de particulier. Foie de femme enceinte, un peu gras, pas très volumineux.

Reins. — De volume normal, se décortiquant bien, rouges et granuleux. La substance corticale est doublée de volume, rougeâtre, et les pyramides de Malpighi sont congestionnées, de même que tout le reste du parenchyme. *Néphrite* intense avec prédominance interstitielle.

Cerveau. — Œdème assez marqué de la substance corticale. Aucune hémorragie extérieure.

Au niveau de la scissure de Sylvius droite, les veines sont pleines de sang, comme turgescentes, engainées dans une pie-mère plus épaisse, louche. Le lac sylvien est opalin, épaissi.

Le cervelet et l'hémisphère gauche sont intacts, mais au moment où on les sépare, il s'écoule du troisième ventricule et des ventricules latéraux une quantité de sang brunâtre, très liquide.

Rien dans le ventricule ni dans l'hémisphère gauches.

En examinant l'hémisphère droit, on constate une saillie très notable des noyaux gris centraux ; et sur une série de coupes transversales, on trouve un caillot noirâtre, considérable, bien organisé, dont l'origine semble être au niveau de la *capsule externe*, ayant rejeté en dedans non seulement la couche optique et le noyau caudé, mais la capsule interne et le noyau lenticulaire. Le siège exact de la rupture dans la capsule est difficile à préciser, mais le maximum de l'irruption sanguine est bien à ce niveau et l'inondation ventriculaire est certainement secondaire, bien que la solution de continuité soit impossible à trouver. Le ventricule latéral contient encore quelques caillots, mais mal organisés, et qui n'en occupent pas toute la cavité.

Différents points nous paraissent intéressants à relever au sujet de cette observation :

1° La constatation, pendant les jours qui ont précédé l'hémiplégie, de l'œdème, de la céphalée, des troubles visuels et de l'albumine, constatation qui, au moment de l'accident, ne pouvait laisser de doute sur la cause de l'hémorragie cérébrale. L'hésitation ne pouvait exister après l'examen attentif des antécédents, l'auscultation des différents organes ; on ne pouvait songer ni à l'embolie partie du cœur ou des vaisseaux, ni à la syphilis, ni à l'hystérie.

Il n'y avait pas de raison de songer non plus chez une femme de 32 ans, indemne de toute tare, à l'*hémorragie cérébrale simple* ; les phénomènes préliminaires étaient suffisants pour en permettre l'élimination d'emblée.

L'*hystérie*, chez cette malade à tempérament nerveux, pouvait toutefois coïncider avec une néphrite ancienne, mais le début de la paralysie n'était ni lent, ni à marche progressive. Il y aurait eu précédemment des troubles sensitifs ou sensoriels, des modifications du sens musculaire ; la face n'eût pas été prise, et de plus on ne trouvait aucun des stigmates spéciaux à la grande névrose.

On aurait pu penser plutôt à une *hémiplégie urémique*, mais malgré l'existence bien démontrée maintenant de ces cas de paralysies pouvant simuler de la façon la plus parfaite les accidents dus aux lésions de l'encéphale, cette forme de sa manifestation est relativement exceptionnelle. L'absence de paralysie motrice en était même autrefois l'élément distinctif.

L'évolution pouvait seule en être le meilleur critérium. L'hémiplégie, dans notre observation, n'a pas présenté la variabilité si caractéristique des hémiplégies par urémie ; elle n'est passée en aucun moment par les périodes de flaccidité, puis de retour partiel à la motilité, qui sont fréquents dans l'urémie. Le côté opposé n'a montré ni affaiblissement, ni raideur; la température ne s'est pas élevée.

Enfin, l'évolution de plus en plus marquée vers l'impotence totale, le coma progressif, ne pouvaient qu'imposer le diagnostic d'hémorragie, qui, du reste, a été largement confirmé à l'autopsie.

2° On ne trouve chez cette femme aucune cause *aiguë* et *récente* de *néphrite*, et il est à se demander quel rapport exact existe entre les deux fausses couches relevées dans les anamnestiques et l'albuminurie constatée dans cette dernière grossesse, en faisant observer, toutefois, ainsi que nous l'avons déjà fait remarquer, qu'il y eut entre ces deux accouchements avant terme une grossesse à terme et normale.

Le rein n'était-il déjà pas atteint au cours de la précédente grossesse, et cette dernière gestation n'a-t-elle pas été la cause ultime de la néphrite? C'est, il semble, l'hypothèse la plus probable.

3° Il faut constater, enfin, l'abondance et la violence de l'hémorragie, et surtout sa production en dehors de tout accès convulsif, de tout travail, de toute éclampsie. L'autopsie n'a du reste montré aucune des modifications habituelles dans la texture du foie, aucun foyer de destruction à quelque stade que ce soit.

La destruction étendue de la substance cérébrale et l'inondation ventriculaire expliquent la marche rapide et croissante et la terminaison fatale à bref délai, malgré un léger retour à la conscience pendant les deux premiers jours qui ont suivi l'hémorragie.

§ 3. — **Hémiplégie apoplectique.**

Tandis que l'hémiplégie éclamptique s'annonce presque constamment par un certain nombre de phénomènes prodromiques, œdème, albuminurie, céphalalgie, troubles de la vue, etc., l'*hémiplégie apoplectique* a pour principal caractère de débuter brusquement, sans symptômes prémonitoires. De plus, si l'épanchement est abondant, le coma apparaît d'emblée, le collapsus est rapide; l'hémiplégie est de plus accompagnée de stertor, de ptosis palpébral, de déviation d'une des commissures labiales, de dilatation des pupilles.

Malgré la fréquence de cette brusquerie, de cet imprévu de la paralysie, il est des cas où l'attaque est précédée de prodromes pendant quelques heures ou quelques jours, tels que céphalalgie, étourdissements, tintements d'oreille, vertiges, douleurs, engourdissements avec fourmillements limités à la main ou au pied, et l'on conçoit qu'en présence de renseignements incomplets ou nuls, en face d'une malade comateuse, sans accès convulsifs, avec absence d'œdème, d'albumine (chose toujours possible dans l'intoxication gravidique) on puisse être fort embarrassé.

Peut-être dans l'hémiplégie apoplectique intense les symptômes paralytiques seront-ils plus nets ; la déviation conjuguée de la tête et des yeux, le soulèvement de l'une des joues par l'air expiré, la chute du membre soulevé du côté paralysé plus lourde, plus marquée, moins semblable à celle du côté sain que dans l'hémiplégie éclamptique, l'apparition de l'hémiplégie plutôt au moment des efforts de la parturition ou dans les quelques heures qui suivent l'accouchement. Mais combien ces caractères d'intensité sont peu nets; et l'on comprend toute la difficulté du diagnostic, surtout si l'on sait qu'immédiatement après l'ictus, on peut voir survenir une attaque convulsive épileptiforme dont les secousses, il est vrai, n'atteignent souvent que le membre supérieur ou y prédominent, et qui témoignent en général d'une inondation cérébrale. Il n'y a donc, en réalité, dans ces observations que les signes précurseurs, l'œdème et l'albuminurie lorsqu'ils existent, qui soient typiques, si l'on ne veut pas attendre pour se prononcer l'évolution de la paralysie. Et cependant même, on observe parfois dans l'ictus apoplectique pur de l'albuminurie transitoire. Peut-être, nous ne faisons que formuler une hypothèse, n'observerait-on pas, comme dans l'hémiplégie cérébrale pure, l'abaissement de température qui en a toujours été la marque, ainsi que cela se voit dans notre observation publiée, où malgré l'hémiplégie la température a continué à s'élever sans jamais s'abaisser.

En effet, le rétablissement des fonctions se produit lentement dans les membres paralysés, lorsque même il se dessine dans les cas graves qui nous occupent ; à la période de flaccidité, qui peut ne durer que deux ou trois semaines, succède la période de contracture, avec son exagération progressive des réflexes, ses raideurs qui, transitoires d'abord, gênent peu à peu les mouvements volontaires, la contracture latente qui, progressive, devient bientôt permanente, et cela en attendant le prochain ictus ou la pneumonie terminale.

§ 4. — Hémiplégie méningée.

Nous n'avons pas pu, malgré la rareté des accidents hémiplégiques, distraire l'hémorragie méningée du chapitre des hémiplégies. L'hémiplégie due à l'irruption du sang dans les cavités méningées est rare en effet, à ce point qu'on avait voulu en faire un caractère différentiel entre l'apoplexie due à l'hémorragie méningée sous-arachnoïdienne et l'apoplexie due à l'hémorragie cérébrale ; et l'on comprendra que, dans les observations, où l'on retrouve aux autopsies la mention d'hémorragies même considérables, il ne soit pas question de symptômes paralytiques.

Lorsqu'elle existe parfois, il devient difficile de la séparer de l'hémiplégie par hémorragie cérébrale et à plus forte raison de celle qui est consécutive à des crises éclamptiques. Son existence est plus fréquente chez les sujets prédisposés : arthritisme, goutte, artério-sclérose, âge avancé, affections cardiaques, et par conséquent expliquent sa rareté chez les femmes enceintes. Les prodromes, lorsqu'ils existent, lorsqu'il sera possible de les retrouver, qui sont sous la dépendance d'anévrysmes des artères cérébrales et qui consistent surtout en signes variés de compression (troubles du côté des yeux, des oreilles, céphalalgie rebelle, vomissements, somnolence, troubles intellectuels suivant le siège de la compression, suivant les paires nerveuses lésées), seront les raisons les plus sérieuses de diagnostic.

L'ictus complet, de plus, n'est pas la règle, comme il l'est dans l'hémiplégie éclamptique : il est parfois progressif, se manifestant par une torpeur de plus en plus grande jusqu'au coma profond, avec la possibilité pendant quelque temps, pour la malade, de remuer les bras et les jambes, alors qu'au contraire l'ictus éclamp-

la déviation conjuguée de la tête et des yeux du côté de la lésion, bien qu'elle ait été plusieurs fois notée, n'existe pas en général alors qu'elle est plus fréquente dans le cas contraire.

En réalité, l'hémorragie méningée se manifestera moins par une hémiplégie localisée, par une déviation de la tête et des yeux que par une asthénie profonde et complète, par une résolution absolue, par un coma total avec stertor.

Si toutefois l'hémiplégie existe, quelques symptômes pourront peut-être mettre sur la voie : ce seront l'abaissement de la température au moment de la production de l'ictus, abaissement qui n'existe pas dans ce cas chez l'éclamptique; la tranquillité du pouls, son peu de tension sont alors tout l'opposé du pouls de l'auto-intoxication gravidique. La rapidité d'évolution de l'hémorragie méningée, la brièveté du coma auquel la mort succède rapidement en quelques heures après une élévation, une ascension très rapide et considérable de la température, sera plutôt un diagnostic rétrospectif.

Tels sont, avec les anamnestiques, les éléments les plus sérieux du diagnostic ; on voit combien ils sont de peu de précision. *Au contraire*, et nous voulons insister à ce sujet, l'existence d'hémorragies méningées concomitantes ou consécutives à des accès d'éclampsie est plus fréquente qu'on ne le croit, et sa manifestation extérieure n'existe le plus souvent pas, et la constatation n'en est faite que sur la table d'autopsie. Braun signale 1 apoplexie interméningée sur ses 10 autopsies; Krassnig 1 sur 6; Helm, Kivisch, Braun parlent de la fréquence de cette complication; Axenfeld la signale à titre d'affection secondaire. Blot en rapporte une observation avec épanchement sous-arachnoïdien à droite; enfin Wieger, Vincent, Molas, Régy en donnent chacun une observation. Tarnier signale la fréquence de la congestion des vaisseaux pie mériens qui sont gorgés de sang, la possibilité d'un épanchement sanguin sous-arachnoïdien, et dans chacune de ces observations, on ne relève pas de symptôme qui l'ait traduite pendant la vie; cependant dans celle de Wieger il s'agit d'une hémorragie méningée avec œdème de la pie-mère ; dans celle de Vincent, d'une grosse inondation méningée au niveau du lobe antérieur gauche ; dans celle de Molas, d'une hémorragie sous-arachnoïdienne à foyer plus large qu'une pièce de 5 francs, à la partie moyenne de la face externe de l'hémisphère droit, au niveau des circonvolutions pariétales; dans celle de Régy, d'un épanchement sanguin abondant sous-arachnoïdien dans les mailles de la pie-mère, surtout du côté droit.

Nous ne voulons pas chercher à expliquer la fréquence relative de cette complication; faut-il y voir un simple mécanisme de rupture vasculaire dû à l'excès de tension sanguine, une dégénérescence hyaline de la paroi des vaisseaux des méninges, ou plutôt un processus particulier analogue à celui qui détermine les lésions hémorragiques du foie et de la rate. Qu'il nous suffise d'en montrer la plus grande abondance et l'absence de symptômes qui en font toute la difficulté diagnostique.

§ 5. — **Sclérose en plaques. Paralysie générale. Tabes.**

Nous ne voulons pas et ne pouvons pas, sans risquer de trop nous étendre sur ce sujet, faire successivement le diagnostic de toutes les lésions cérébrales susceptibles d'amener une hémiplégie.

Toutes ces attaques apoplectiformes ont pour principal élément de diagnostic les commémoratifs : et il est rare que l'on n'arrive pas à retrouver par l'interrogatoire les symptômes précurseurs et concomitants dans les quelques cas rares certainement de *sclérose en plaques*, de *paralysie générale*, de *tabes*.

§ 6. — **Ramollissement cérébral.**

En ce qui concerne l'hémiplégie due au *ramollissement cérébral*, les symptômes en seront presque les mêmes que ceux de l'hémiplégie par hémorragie cérébrale pure, en y ajoutant la présence caractéristique, lorsqu'elle existe, de l'aphasie motrice, et, par conséquent, les éléments de diagnostic d'avec l'hémorragie par éclampsie, absolument semblables. Il ne s'agirait plus alors que d'un diagnostic cérébral, si l'on peut se servir de cette expression, et pour lequel les commémoratifs seront d'un grand secours.

Ces commémoratifs comprendront l'existence connue de la syphilis, la notion de l'existence d'une affection cardiaque, ou mieux encore la constatation directe d'un stigmate syphilitique, d'un souffle cardiaque ou vasculaire, de l'artério-sclérose qui pourra faire pencher en faveur du ramollissement.

Ici toutefois, la notion d'âge aura moins de valeur que pour les affections cérébro-spinales, car si l'artério-sclérose généralisée, la goutte peuvent être mises de côté, la syphilis avec des symptômes de céphalée prémonitoire, l'alcoolisme, le rhumatisme sont de tout âge et peuvent provoquer, sans attendre un âge avancé, les accidents de ramollissement. Il en est de même, à plus forte raison, des affections cardiaques (endocardite aiguë simple, rétrécissement mitral surtout) capables de créer des embolies (de même que la tuberculose) et qui peuvent, eux aussi, se montrer à tous les instants.

Dans l'observation que nous rapportons, combien grand eût été l'embarras en face de cette hémiplégie avec aphasie qui est, en général, la caractéristique du ramollissement cérébral, de la nécrobiose cérébrale, si l'on n'eût eu cet accès grave d'éclampsie ! Et l'on pourra souvent constater, ce que l'on trouve dans l'hémiplégie éclamptique, et ce qui manque dans l'hémiplégie hémorragique cérébrale, l'absence du ralentissement du pouls, l'élévation brusque de la température. Il est vrai que la faiblesse relative du pouls, la pâleur du visage, et la brusquerie et la brièveté de l'ascension thermique seront plus caractéristiques du ramollissement que de l'auto-intoxication gravidique.

Enfin, le symptôme fréquent encore dans le ramollissement est la tendance aux spasmes convulsifs (caractéristiques des embolies et à plus forte raison se montrant chez les sujets jeunes) ressemblant à ceux de l'hémorragie méningée, à ceux de l'épilepsie jacksonienne, et qui, ainsi que nous l'avons déjà montré, sont susceptibles de prêter à confusion avec les convulsions franchement éclamptiques.

Si l'on ajoute à tout cela la possibilité de voir les symptômes hémiplégiques disparaître en deux ou trois jours, et cela d'une façon complète, on comprend toute la difficulté du diagnostic. Dans ce dernier cas, toutefois, le ramollissement, qui en est le plus souvent la cause, en écartera par cela même l'hypothèse.

Comme nous l'avons dit plus haut, il n'y aura donc que la recherche des causes de l'embolie et de la thrombose qui importent et qui puissent donner une ligne de conduite. Il faut cependant encore faire une restriction. Le ramollissement à la suite d'une embolie par infection puerpérale serait encore capable d'être confondu avec une hémiplégie d'éclampsie puerpérale ; mais dans ce dernier cas, l'existence de phénomènes utérins septiques avec toutes leurs manifestations, ne pourra laisser hésiter longtemps, l'éclampsie post partum n'étant pas, dans la très grande majorité des cas, précédée d'élévation de température, ni de phénomènes infectieux (et cela malgré les tendances de certains accoucheurs actuels qui, faisant de l'éclampsie une infection à manifestations spéciales, la rapprochent de la fièvre de résorption [H. Müller]) et se manifestant presque toujours avant tout ictus cérébral par des phénomènes convulsifs typiques. Enfin ajoutons encore aux signes de probabilité, l'œdème des membres inférieurs et l'albuminurie, qui est plus rare ici que dans l'hémorragie cérébrale pure et par suite moins susceptible de causer une erreur.

§ 7. — **Hémiplégie hystérique.**

C'est la forme la plus fréquente de la paralysie hystérique, et la confusion est possible avec l'hémiplégie d'origine hépato-gravidique, surtout si l'on se rappelle qu'elles peuvent arriver au moment des attaques convulsives aussi bien qu'au moment des autres manifestations de la névrose.

Une différence capitale doit la faire distinguer de suite de l'hémiplégie éclamptique, c'est qu'elle est rarement complète ; il est rare, en effet, contrairement à ce qui se passe dans l'autre cas, que l'on ne puisse constater, en y regardant de près, dans le membre paralysé, alors qu'il paraît absolument inerte, quelques mouvements dans un de ses segments.

Il est, de plus, rare qu'elle soit suivie de quelque trouble trophique ou vaso-moteur ; et on ne trouve le plus souvent jamais d'atrophie musculaire ou d'œdèmes concomitants.

Comme l'hémiplégie éclamptique, son début est en général soudain ; mais alors que la première n'a pas de siège variable, elle, au contraire, frappe le plus souvent le côté gauche, et, de plus, lorsque la malade sera en état de marcher, on la verra, comme le dit Todd, non pas faucher avec son membre inférieur, mais le traîner à terre, balayer le sol avec le pied.

Ce sont là deux caractères qui, l'un immédiat, l'autre secondaire, sont de toute importance diagnostique.

De plus, spasmodique ou flaccide, l'hémiplégie hystérique respecte le plus souvent la face, et lorsque celle-ci est touchée, l'hémispasme glosso-labié est la localisation la plus habituelle.

Enfin, en dehors même de l'exclusion de la face, l'hémiplégie vraie, totale, est plutôt rare, et l'on a plutôt affaire à une monoplégie, à l'impotence d'un segment de membre, ou même à des monoplégies associées. De plus, le membre atteint de paralysie présente le plus souvent une anesthésie à contours géométriques qui dépasse plus ou moins les limites du territoire occupé par la paralysie.

Si la malade n'est pas plongée dans le coma, il sera facile de constater la présence d'une hémianesthésie persistante et profonde ou tout au moins de quelques stigmates sensitifs et sensoriels, qui peuvent aussi bien siéger du côté paralysé que du côté opposé.

Nous avons dit que la paralysie faciale dans l'hystérie était rare ; elle peut toutefois exister isolée ou associée à d'autres troubles paralytiques des membres ; mais c'est surtout avec l'hémi-spasme glosso-labié qu'elle se rencontre et l'on peut considérer son absence comme une caractéristique différentielle entre les deux hémiplégies.

Le mode de guérison des paralysies hystériques peut encore servir de guide : on sait qu'en général l'évolution de l'hémiplégie toxique est courte, d'allure franche. Celle de l'hystérie est sujette à des variations parfois considérables et peut aller de quelques heures à plusieurs années. Elles ont surtout, caractère rétrospectif qui ne peut nous être utile ici, leur récidive fréquente. Mais une de leurs modalités typiques est leur systématisation, et l'on peut voir des hémiplégies d'emblée, susceptibles de prêter à erreur, être suivies seulement de la suppression des mouvements volontaires coordonnés pour l'accomplissement de certains actes déterminés à l'exclusion des autres mouvements qui sont conservés.

La description de cette allure toute spéciale de l'hémiplégie jointe aux renseignements donnés par l'interrogatoire, par la recherche de la sensibilité, par des symptômes concomitants de la névrose, montrent la différenciation facile, et nous ne voulons pas insister plus longuement à ce sujet.

CHAPITRE V

COMAS

Nous savons que dans un très grand nombre de cas, les malades sont amenées dans les Maternités, plongées dans un coma profond, dont souvent on ne peut les tirer, et à la suite duquel, même lorsque l'issue est favorable, on ne peut avoir d'elles un seul renseignement. On se rappelle en effet l'amnésie absolue au sujet des faits actuels et passés qui caractérise au plus haut point les accès éclamptiques.

L'entourage même de la femme ne pourra fournir, dans la plupart des cas, aucun renseignement ; tout au plus même pourra-t-on connaître le nombre des attaques ; mais il est en général de toute impossibilité de se faire décrire le genre des attaques, leur forme, les accidents ou incidents qui les ont précédé.

Le diagnostic en sera donc souvent très délicat, et la plupart du temps on sera tenté et l'on devra même, faute d'une hypothèse plus plausible, considérer le coma comme étant un coma éclamptique, à moins que, dans les heures ou les minutes qui suivront, un nouvel accès ne vienne donner un renseignement précieux et plus exact.

La bouffissure de la face, l'œdème des paupières, l'œdème des membres inférieurs, l'œdème généralisé d'une part, la lividité de la face, les morsures de la langue, l'oligurie, la couleur foncée de l'urine, l'albuminurie plus ou moins marquée, seront certainement des signes de probabilité.

Mais nous avons vu que l'intoxication urémique peut, elle aussi, s'accompagner de ces œdèmes énormes, localisés ou généralisés. Elle peut aussi présenter de l'oligurie, de l'albuminurie. L'épilepsie, l'hystérie peuvent donner des morsures de la langue aussi bien que de l'hyperthermie. Il n'y aura donc, faute d'anamnestiques suffisants et détaillés, que l'observation attentive des crises, lorsque celles-ci se produiront (si toutefois l'on ne se trouve pas en présence d'un coma terminal), observation qui, bien faite, ne laissera en général plus de doute. Et, en l'absence de crises, il n'y aura guère que des probabilités après que l'on aura éliminé par exclusion et successivement les différents comas. Il est certain que, faute de preuves, en présence d'une femme ou bien enceinte, ou bien en travail, au moment d'accoucher, présentant de l'œdème, des morsures de la langue, de la rareté, de la coloration de l'urine, de l'albuminurie, on devra penser en dernière analyse à un coma d'intoxication gravidique.

Certains des comas susceptibles d'être confondus avec le coma éclamptique pourront en être cependant différenciés assez facilement, ce sont surtout les comas toxiques.

§ 1. — Comas toxiques.

Alcool. — L'odeur alcoolique de l'haleine et des vomissements en sont les symptômes les plus frappants et les plus vrais en général. Cependant, cette odeur, en quelque sorte caractéristique, peut être un signe trompeur dans deux conditions.

Dans le *premier* cas, l'accès éclamptique pourra se produire au sortir d'un repas où, sans avoir fait d'excès alcoolique, l'odeur éthylique reste prédominante, et sans pour cela que l'alcool soit la cause de l'accès. Le fait, du reste, ne peut que se présenter rarement. *Ou bien* la femme peut être prise d'un accès dans la rue et conduite chez un marchand de vin où on lui aura fait prendre un verre d'eau-de-vie, d'où l'odeur de l'alcool, bien qu'il s'agisse en réalité d'un accès typique d'éclampsie.

L'aspect du coma alcoolique n'a, en effet, rien de pathognomonique.

Le collapsus est plus ou moins profond avec relâchement des

sphincters et dilatation des pupilles. La respiration s'accélère, son rythme se modifie ; plus tard elle se ralentit, s'embarrasse, devient stertoreuse ; du sang et des mucosités emplissent les bronches et il se produit une véritable asphyxie. Les battements du cœur se précipitent, les artères battent avec énergie, la face s'injecte. La sécrétion urinaire peut être accrue par la quantité de boissons ingérées et par l'action du vin sur les reins. Quelquefois, cependant, les urines diminuent et restent albumineuses pendant quelques jours. Dans certaines formes de crise alcoolique (alcools de mauvaise qualité, liqueurs avec essences), le coma peut être traversé par des crises convulsives.

On voit donc dans cette description l'existence de quelques symptômes susceptibles d'entraîner une erreur : le sang buccal, les battements artériels, l'albuminurie possible avec l'oligurie, les convulsions dans certains cas. Mais les faits d'albuminurie sont rares, et, malgré les quelques petites chances d'erreur concernant les émanations alcooliques, le diagnostic ne sera pas longtemps hésitant.

Plomb. — Nous n'insisterons pas sur le coma de l'intoxication saturnine dont nous avons déjà parlé précédemment. A moins, en effet, que personne ne puisse donner quelques renseignements sur la profession récente ou passée de la malade, et que l'on ne se trouve en présence d'une intoxication brusque, aiguë, chez une femme enceinte, cas dans lequel les autres symptômes du saturnisme n'ont pas eu le temps d'apparaître, on ne pourra hésiter devant tous ces commémoratifs.

Il est rare, en effet, que le coma soit primitif ; il succède le plus souvent aux formes délirante ou convulsive. La torpeur n'est pas toujours profonde, et on peut quelquefois en tirer un peu la malade.

Le pouls est petit, lent, de même que la respiration. Des cris et des plaintes sont proférés. Mais le seul argument de valeur, aussi bien que dans l'attaque convulsive saturnine, est l'existence du liséré gingival caractéristique, des plaques bleuâtres de la face interne des joues, de l'aspect terreux de la face, de l'amaigrissement et de la cachexie qui existent très fréquemment chez les saturnins chroniques.

L'hésitation pourrait être fort grande si l'on se trouvait par hasard en présence d'un cas d'intoxication aiguë se manifestant comme le cas classique de Denison Stewart, où la terminaison se fit par des accès éclamptiques, mais suivis de mort due à une apoplexie cérébrale.

Phosphore. — Il ne peut s'agir ici que du coma qui termine l'intoxication phosphorée aiguë, à cette condition même que l'on n'assiste qu'à cette phase terminale de l'empoisonnement. MM. Ribemont-Dessaignes et Lepage rapportent un cas observé par l'un d'eux à Lariboisière, où le diagnostic resta fort hésitant et où le doute ne fut levé que par l'apparition de vomissements, d'albuminurie intense et d'ictère.

En effet, l'on n'assiste pas alors à la *première* période de l'empoisonnement avec ses symptômes nets : saveur alliacée, haleine phosphorescente dans l'obscurité, gêne croissante dans la gorge et sur le trajet de l'œsophage, coliques, diarrhée souvent lumineuse quelquefois sanguinolente, vomissements types, symptômes rarement suivis d'une sorte de rémission qui peut durer un, deux ou plusieurs jours (Thoinot). Le collapsus en face duquel on se trouvera alors dans la *seconde* période, aura toutefois des symptômes caractéristiques. C'est un collapsus pour ainsi dire progressif, en général court, rarement durant plusieurs jours, précédé et traversé au moins dans son début par les phénomènes suivants : L'ictère en est la caractéristique la plus nette : ictère qui peut être partiel (à localisation conjonctivale) ou généralisé à la totalité du corps, aux muqueuses, à la peau et qui se forme souvent de plus en plus, sans coloration argileuse des selles. Il s'accompagne en général d'hépato-mégalie, qui, il est vrai, sera, si la femme est enceinte, souvent difficile à constater.

Les vomissements, lorsqu'ils existent encore, sont bilieux, exceptionnellement hémorragiques, mais exhalent une forte odeur de phosphore et peuvent être lumineux dans l'obscurité.

La respiration est anxieuse ; il y a abaissement de la température : le pouls est faible et irrégulier, lent. Les bruits du cœur sont mous, mal frappés ; leur timbre et leur rythme sont souvent modifiés ; on observe le rythme fœtal de Stokes.

L'urine contient des pigments et des sels biliaires, souvent du sang, des cellules isolées des divers épithéliums rénaux, des cylindres hyalins ou épithéliaux, qui peuvent être parsemés de gouttelettes graisseuses ou de cristaux d'acides gras, lesquels se trouvent aussi à l'état de liberté. La quantité d'urée est généralement très diminuée ; celle des sels ammoniacaux est au contraire augmentée ; on trouve notamment du lactate d'AzH^4. On peut trouver aussi de la leucine et de la tyrosine qui précipitent, la première sous forme de sphères, la deuxième sous forme de cristaux, lorsqu'on fait réduire l'urine.

La sensibilité cutanée est disparue d'une manière complète. Les pupilles sont dilatées. Parfois on peut observer des paralysies localisées. Les hémorragies assez fréquentes se manifestent sous la forme de pétéchies nombreuses, disséminées à la surface du corps, ecchymoses sous la conjonctive et sous la muqueuse buccale. La malade peut présenter des hématémèses le plus souvent avec du sang noir, des hématuries, des melœna.

Peu à peu, la température s'abaisse en même temps que la pression artérielle et la terminaison se fait soit, ce qui est le plus habituel, lentement (la vie s'éteint tranquillement), soit brusquement, par une hémorragie encéphalique ou pulmonaire.

Il ne faudrait pas même s'étonner de voir des hémorragies utérines se produire et à plus forte raison évoluer le travail de l'accouchement, car l'intoxication phosphorée amène le plus souvent l'avortement ou simplement des métrorrhagies.

Les urines sont très diminuées, renferment des pigments biliaires, parfois du sang et sont presque toujours albumineuses, mais en petite quantité. L'urée diminue, jusqu'à disparaître complètement. Parfois, il y a de la rétention d'urine, quelquefois même de l'anurie.

Malgré cette dernière circonstance, l'aspect tout particulier de ce coma ne laissera par conséquent que peu de doute dans l'esprit ; il est vrai que si l'individu résiste peu à son empoisonnement, s'il meurt vers le 2e ou 3e jour, l'ictère, qui n'apparaît pas avant cette époque, pourra par suite ne pas exister. Si le coma ne se produit que tardivement, les vomissements pourront ne plus être caractéristiques, même ne plus exister. La température, au lieu de baisser peu à peu, pourra s'élever à la période terminale. Malgré ces variabilités, l'hésitation sera difficile, tous les symptômes ne manquant pas toujours ensemble, l'allure progressive du coma et surtout, dans les cas anciens, les commémoratifs servant de moyen de contrôle indubitable.

Opium. — On peut se trouver ici en présence de deux formes un peu différentes, parmi lesquelles la première surtout est susceptible de prêter à confusion par son unique manifestation extérieure, le coma. En effet, dans la forme *foudroyante*, consécutive à l'absorption de doses massives, les malades tombent presque immédiatement dans le coma. La peau est insensible, le sommeil profond et aucune excitation ne produit d'effet. Les membres sont inertes. La respiration est faible, entrecoupée de pauses dont il faut à tout prix tirer la malade, et le pouls très difficile à percevoir. Les pupilles sont extrêmement dilatées. L'état de la pupille a été très discuté : quelques auteurs prétendent que même dans le cas d'intoxication suraiguë, de fort bonne heure les pupilles sont très rétractées et ne réagissent plus à la lumière. La dilatation n'existerait quelquefois qu'à la période absolument terminale, le myosis étant symptôme constant de l'empoisonnement opiacé chez l'homme. La mort survient rapidement, en quelques heures, parfois même en une demi-heure sans aucune convulsion, sans aucune manifestation délirante. Dans la seconde forme, forme *aiguë*, le coma terminal, progressif, est précédé d'une phase d'excitation qu'il faudra, si l'on n'y a pas assisté, essayer de reconstituer par l'interrogatoire des assistants.

Cette phase aura en effet consisté en des céphalalgies violentes caractérisées par des battements dans la tête, et en particulier dans les tempes. Le cœur bat violemment, ainsi que les tempes. La peau est sèche, chaude et couverte de plaques érythémateuses ou purpuriques, avec des démangeaisons intenses.

Les nausées et les vomissements sont fréquents, et ces derniers, si l'empoisonnement est dû à du laudanum, présenteront l'odeur vireuse qui lui est caractéristique, de même que la coloration jaune verdâtre. Même dans le coma, alors que les vomissements n'existeront plus, on retrouvera cette odeur spéciale, dont le sujet sera tout imprégné.

Les urines, de même que toutes les sécrétions, sont abolies ou diminuées. La constipation est absolue.

Les hallucinations terrifiantes, le délire, l'agitation, les sensibilités spéciales exagérées ne tolèrent pas le moindre bruit, le moindre contact. Les pupilles, contrairement à ce qui se passera dans la période comateuse, sont extrêmement contractées.

Tous ces phénomènes bien observés ne permettront pas le doute; au contraire en leur absence, comme aussi dans le coma d'emblée, en l'absence de leur description, se trouvera-t-on embarrassé. La période de dépression secondaire, en effet, ne sera pas typique et l'erreur avec le coma éclamptique sera possible. Là encore, coma profond, insensibilité absolue aussi bien psychique que physique.

La respiration est très lente. De temps en temps, avec de longs arrêts, des pauses qui amènent un commencement de cyanose à la suite de laquelle la respiration reprend ; elle revêt souvent alors le type de Cheyne-Stokes. Ces pauses peuvent être écourtées par des excitations cutanées, des tractions rythmées de la langue dans les premiers moments du coma. Puis elle tombe peu à peu à 8 ou 10 inspirations par minute. Ces inspirations sont pénibles, suspirieuses ; le pouls s'affaiblit, devient irrégulier ou même disparaît quelquefois brusquement avant tout changement de rythme. Les sécrétions sont nulles. Les pupilles se relâchent. La cyanose s'accentue, par plaques livides sur le corps, à la face ; la température s'abaisse et la peau se couvre de sueurs froides quelques instants avant la mort.

A ce moment, il n'y a que peu de chose qui puisse distinguer les deux comas (éclamptique et opianique) : le caractère de la respiration qui presque toujours dans le premier cas est bruyante, stertoreuse, rapide, avec de l'écume sanguinolente aux lèvres, un pouls plein, avec une pression artérielle considérable, immobilité quelquefois traversée par des mouvements brusques bien qu'inconscients. Il est vrai que parfois le coma opianique peut, lui aussi, être interrompu par des rémissions pendant lesquelles la malade retrouve une partie de sa connaissance et répond alors aux excitations.

Il est vrai aussi que le coma éclamptique au moment de la terminaison fatale présente du ralentissement du pouls et de la respiration et de l'inertie absolue ; mais il est rare que l'on n'ait pu en constater le début, et que le thermomètre ne vienne donner une preuve des excitations passées en marquant une forte élévation de température, même jusqu'à la fin, alors que cette élévation n'existera pas dans le cas d'empoisonnement et sera remplacée par un abaissement souvent considérable.

Cocaïne. — Nous ne ferons que mentionner, en passant, un coma rare d'emblée, spécial d'allures, dans l'empoisonnement suraigu par la cocaïne. Il diffère d'une façon considérable du coma gravidique, en ce sens qu'il est entrecoupé de convulsions toniques et cloniques, sans coma proprement dit.

Il est rare, de plus, qu'il se présente d'emblée ; mais qu'il soit précédé ou non de surexcitation psychique, avec des tendances aux lypothymies, aux sueurs froides, il présente une suite de crises épileptiformes alternant avec des phénomènes syncopaux, qui démontrent une violente irritation cérébro-médullaire.

La face et les membres sont agités de convulsions toniques et surtout cloniques, qui deviennent peu à peu subintrantes, se généralisant avec une très grande violence. La pupille ne réagit plus aux excitations quelque temps avant la mort. La dyspnée est considérable, la face se cyanose, et le malade meurt asphyxié, par tétanisation des muscles respirateurs.

Sa rareté, par suite de la rareté de l'empoisonnement suraigu dû à la cocaïne, la violence de ses manifestations, la brusquerie avec laquelle la mort arrive en sont donc les éléments différentiels les plus caractéristiques.

COMAS TOXIQUES DIVERS

Il est fort rare d'avoir à se prononcer entre les comas dus à des intoxications mortelles par le chloral, le chlorate de potasse, l'acide phénique d'une part, et le coma toxi-gravidique. Il est en effet peu fréquent que les doses ingérées soient suffisantes pour produire des accidents terminaux, et il est facile la plupart du temps de reconstituer la genèse du coma.

Ces comas n'ont du reste guère par eux-mêmes de physionomie bien caractéristique.

Chloral. — Le coma est le plus souvent rapide, succédant presque de suite à l'ingestion du poison ; le sommeil que produit en effet le chloral à peine ingéré devient de plus en plus profond et s'accompagne d'anesthésie absolue, d'abolition totale des réflexes, de résolution musculaire. La respiration se ralentit et devient de plus en plus irrégulière ; le pouls devient petit, irrégulier, intermittent ; la température s'abaisse jusqu'à 35° et même 33°, la face se cyanose, et la mort survient par paralysie de la respiration.

Parfois, cependant, on note des oscillations considérables de la température, qui peut varier, en un quart d'heure, une demi-heure, entre 39° et 33° et revenir lentement à la normale (Levinstein ; 1 cas). Les téguments peuvent être alternativement pâles et rouges, avec des sueurs profuses ; de même que le rythme et la force de la respiration peuvent être très variables.

On voit donc combien sont peu nets ces symptômes de coma ; peut-être l'abaissement progressif et terminal de la température, l'irrégularité du pouls et de la respiration pourront-ils aider à la distinction, mais en réalité le diagnostic, heureusement rare, en sera fort ardu.

Chlorate de potasse. — Cette intoxication, très peu fréquente, n'existant que lors de l'absorption à dose massive, unique, d'une quantité considérable de chlorate (au moins 30 grammes) aura dans son coma des caractères en général très bien tranchés.

Le malade présente une cyanose noirâtre généralisée, dont on peut constater parfois le début sur les lèvres, et parfois sous forme de plaques. La dyspnée est intense. Les évacuations buccales et anales, inconscientes, sont profuses ; les vomissements peuvent dépendre du reste soit de l'ingestion même du sel, soit de l'urémie consécutive. L'urine en très petite quantité, albumineuse, prend une coloration d'un brun foncé et renferme parfois des grumeaux noirs constitués par de la méthémoglobine ou de l'hématine. Elle contient des cylindres d'abord hyalins, constitués par des masses brunes, mélange de globules sanguins altérés et de méthémoglobine ou d'hématine amorphe. Il peut même y avoir anurie complète.

On peut trouver aussi mélangé à la coloration ardoisée de la peau de l'ictère qui n'est en général que tardif.

Le sang a une couleur chocolat et montre des corpuscules amorphes formés par la matière colorante du sang, des hématies décolorées, d'autres déformées. Au spectroscope, il présente, outre les bandes d'absorption de l'hémoglobine, celles de la méthémoglobine.

La mort se produit surtout par l'action paralysante du potassium sur le cœur. Les contractions cardiaques se ralentissent, s'affaiblissent, et la fin se caractérise par une dépression progressive et enfin par de la paralysie cardiaque.

Il y aurait dans l'oligurie et dans la coloration des urines, dans la couleur du sang, prétexte à confusion avec les comas graves éclamptiques. On sait, en effet, combien M. Bar a insisté sur la gravité du pronostic de l'éclampsie dans les cas où, à une excrétion urinaire très minime, était jointe la méthémoglobinurie. Plus l'urine était noirâtre, plus le pronostic était grave. Ce pronostic la plupart du temps est exact, mais on voit à quelle erreur pourrait entraîner l'intoxication par le chlorate de potasse à la suite de la constatation macroscopique et microscopique de la méthémoglobinurie. Il est, du reste, un fait établi, c'est que la coloration claire ou peu foncée de l'urine n'est pas forcément un signe d'éclampsie bénigne ; on voit des éclamptiques mourir rapidement, présenter des phénomènes d'intoxication suraiguë, alors que l'urine était à peine trouble et même claire, et contenait peu d'albumine. Le coefficient méthémoglobine ne sera donc pas nécessaire pour faire porter un pronostic très sévère, et devra même, si l'on ne possède aucun autre renseignement, ne pas exclure d'emblée l'hypothèse d'une intoxication autre que l'intoxication gravidique, surtout si le coma s'accompagne de la teinte ardoisée, noirâtre, caractéristique du mélange du sang avec le chlorate de potasse. Celui-ci, mélangé avec le sang, se réduit en partie et transforme l'hémoglobine en méthémoglobine. La coloration et la destruction consécutive d'un grand nombre de globules sanguins explique alors l'apparition possible de l'ictère. C'est, du reste, à l'urémie qu'il faut rattacher le coma, les convulsions, au moins dans certains cas.

En cas de manque de preuves, l'hésitation est donc possible, et l'hypothèse d'une intoxication par le chlorate de potasse pourra donc être soulevée un instant.

Tous les comas que nous venons d'envisager et susceptibles d'être confondus avec le coma éclamptique sont des comas d'intoxication extérieure, si l'on peut les désigner de cette façon ; mais à côté d'eux, faisant transition entre eux et les comas par lésions nerveuses, se trouve le coma urémique qui est, lui, un coma toxique, mais suite d'intoxication intrinsèque pour ainsi dire, et dont le diagnostic sera souvent d'une difficulté considérable, comme l'a été le diagnostic de l'attaque urémique franche.

§ 2. — **Coma urémique.**

Le coma urémique est peut-être le plus difficile à distinguer de toutes les formes de comas : nous ne parlons, bien entendu, que du coma terminal ou mieux du coma arrivant chez une malade au sujet de laquelle tous les anamnestiques manquent.

Comme dans le coma éclamptique, la connaissance est abolie totalement ; aucune excitation extérieure ne peut les tirer de leur somnolence. La résolution musculaire est totale, de même que l'anesthésie cutanée complète. La respiration est lente, profonde, suspirieuse, ou présente souvent le rythme de Cheyne-Stokes ; la face est pâle, non vultueuse, les pupilles rétrécies.

Ce coma, comme l'autre, peut être coupé de rémissions, de reprises partielles ou temporaires de connaissance, avec retour de la parole ; les convulsions peuvent revenir à de nombreuses reprises.

A ce coma même peuvent s'ajouter des contractures variables, des convulsions à type épileptiforme ou jacksonien ; et la température s'élève à 39°, 40°, 41°. Des hémiplégies (paralysies urémiques) peuvent survenir et simuler l'hémiplégie éclamptique.

Et nous n'avons comme élément de diagnostic, non plus déjà comme tout à l'heure, lorsqu'il s'agissait de la crise convulsive d'urémie, les anamnestiques, nous n'aurons que les œdèmes et surtout les troubles cardiaques, lorsqu'ils existeront, pour nous faire pencher du côté brightique. Nous avons dit, en effet, aussi que le rythme de Cheyne-Stokes n'était et ne pouvait être en rien un élément différentiel.

§ 3. — Névroses.

Épilepsie. — Le coma de l'épilepsie est parfois aussi d'un diagnostic fort difficile, et sans renseignements antérieurs, sans que l'on ait vu la crise, il n'y aura que des symptômes de probabilité.

Le stertor qui, dans les deux cas, a succédé aux attaques, est absolument le même, avec sa respiration ample et régulière, un ronflement plus ou moins sonore, les membres flasques et inertes en résolution complète, l'insensibilité absolue. Des mucosités sanguinolentes encombrent la bouche et les narines; l'haleine est d'une fétidité repoussante, et la langue épaissie, mordue, entr'ouvre souvent les arcades dentaires. La face violacée, jusqu'à la teinte presque noirâtre, pâlit peu à peu, le corps se couvre de sueurs, et l'assoupissement peut dans les deux cas se terminer par la disparition des réflexes rotuliens, du ralentissement du pouls et enfin par la mort.

L'*élévation de température*, que l'on a donnée comme peu considérable ou négative dans la névrose, peut aussi être à peine marquée ou même faire défaut, comme nous l'avons vu dans l'intoxication gravidique lorsque les crises ont été courtes ou très espacées.

Et l'on connaît les cas de paroxysme épileptique qui constituent l'état de mal bien décrit et bien étudié par Bourneville, et qui sont suivis de collapsus, au milieu duquel on voit le thermomètre atteindre 40° et 41° et même au delà, analogue en cela aux températures les plus élevées des comas éclamptiques. La température ne sera donc qu'un élément insuffisant de diagnostic.

L'*albuminurie* n'existe pas non plus d'une façon constante chez l'éclamptique ; nous en avons déjà longuement parlé.

A cette similitude dans le coma, on a opposé quelques éléments différentiels, et l'on ne trouve pas toujours l'urine méthémoglobinurique, qui pourrait alors servir d'élément différentiel sérieux.

Nous ne reviendrons pas sur ce sujet auquel nous avons déjà fait allusion dans les pages précédentes.

Il y a donc peu de signes qui puissent être de quelque utilité dans ces diagnostics.

L'émission involontaire et terminale d'urine et de matières est peut-être l'élément le plus sérieux. La constatation sur les vêtements, les draps, de l'incontinence des réservoirs servira plus que tous les symptômes que nous venons d'énumérer. Rappelons l'observation de la malade chez laquelle le diagnostic Epilepsie reposa presque tout entier sur cette constatation, tout en faisant remarquer que dans les grandes crises d'éclampsie, crises subintrantes surtout, on peut voir les malades souillées également, mais cela de façon plus discrète, étant donnée la quantité d'urine en générale très peu considérable de ces cas d'intoxication.

On a invoqué aussi comme principal élément, en l'absence des autres, la brièveté du coma de l'épileptique, son intensité moindre et l'absence fréquente de troubles persistants de l'intelligence et de la mémoire.

C'est peut-être là un élément, qui, ajouté aux deux autres, pourra être d'une grande utilité. S'il existe en effet des cas, et nous en avons déjà dit un mot, et ils sont encore assez nombreux, où le coma éclamptique est court, où à sa suite revient intacte la mémoire mais surtout la compréhension, la facilité de répondre aux questions, le plus souvent le coma épileptique est plus court que l'autre, la malade en sort moins abattue, reprenant plus vite conscience de son état, mais ayant surtout l'aspect moins fatigué, moins intoxiqué, moins profondément atteint. Dans les deux cas, l'amnésie au sujet des attaques qui ont amené le coma est la plupart du temps absolue et peut même chez l'épileptique ne pas s'arrêter là et retentir sur tous les faits antérieurs aussi bien que chez l'éclamptique, et l'on comprend la difficulté considérable du diagnostic en face d'une malade qui ne peut donner aucun renseignement, aucun détail non seulement sur sa crise actuelle, mais sur son passé pathologique. Nous ne soulevons plus enfin l'hypothèse à laquelle nous avons déjà fait allusion en parlant du coma, des attaques subintrantes d'épilepsie, dont on comprend sans peine la difficulté toute spéciale de diagnostic.

Comme on vient de le voir, le diagnostic dans les deux genres de coma est donc plutôt un diagnostic rétrospectif qu'un diagnostic immédiat. Aussi se trouvera-t-on, faute de renseignements, obligé d'attendre le plus souvent la reprise de connaissance de la malade, observant les symptômes de ce retour à la conscience en assistant à la continuation des crises, au milieu desquelles un élément de diagnostic pourra se dessiner d'une façon plus spéciale (apparition de l'albumine si elle n'existait pas encore, urine méthémoglobinurique, crises typiques d'éclampsie).

Hystérie. — Il existe une forme de manifestation hystérique, décrite sous le nom d'apoplexie hystérique par MM. Debove et Achard, qui pourra, en l'absence de tout autre symptôme de la grande névrose, prêter à confusion avec le coma éclamptique. Il est rare cependant qu'un examen attentif ne révèle pas les faits suivants : absence habituelle de ronflement et de stertor, aucune modification de température ni du pouls qui sont normaux, absence d'albumine, petites contractions fibrillaires des orbiculaires, facies peu modifié, points hystérogènes. De plus, les attaques de coma peuvent se répéter pendant plusieurs jours, jusqu'à 15 jours, et nous ne croyons pas que cela soit possible chez une puerpérale toxémiée.

Au contraire, chez l'éclamptique : coma bruyant, stertor, écume buccale sanguinolente, modification assez fréquente de la température, mais modification habituelle du pouls, albumine le plus souvent, longueur bien moindre du coma.

L'œdème que l'on pourra trouver chez certaines malades ne devra être considéré que comme élément douteux : il existe des œdèmes hystériques.

Enfin, les anamnestiques du côté névrose seront quelquefois possibles à retrouver et ne laisseront plus de doute, de même qu'au sortir du coma, la guérison absolue, ou l'hémianesthésie sensitivo-sensorielle en cas d'hémiplégie affirmeront l'hystérie et non l'auto-intoxication.

§ 4. — Lésions cérébrales.

Commotion cérébrale. — Il est un élément capital de diagnostic que l'on possède en présence d'une commotion cérébrale grave : c'est la lenteur, la mollesse et la dépressibilité particulière du pouls. Excessivement lent, 30 à 50 pulsations à la minute, pouvant même tomber à 20 battements, le pouls n'est plus alors, comme chez la comateuse éclamptique, un pouls à 76, 80, 100 et au delà ; de plus, il n'est ni tendu comme celui de l'éclamptique, ni plein, ni résistant comme on le constate dans presque tous les cas d'intoxication. C'est là le symptôme différentiel le plus important.

L'occasion de faire ce diagnostic peut en effet exister chez une femme enceinte, victime d'un traumatisme, d'une chute, chute qui peut simplement être consécutive à une syncope passagère. La malade est plongée alors dans le coma absolu, avec résolution musculaire complète, sans mouvements, abolition des sensibilités générales et spéciales, incontinence des réservoirs ; l'intelligence est en entier disparue, l'insensibilité complète à la lumière, à toute excitation extérieure quelle qu'elle soit.

Mais si la résolution musculaire, l'insensibilité, l'insconscience sont absolues, quelques divergences existent cependant en dehors de la lenteur et de la mollesse du pouls.

Au lieu d'une face pâle, sans expression, aux traits immobiles et réguliers, sans déviation, nous trouvons quelquefois chez l'éclamptique une face un peu plus colorée, gonflée, œdématiée, aux commissures labiales et naso-géniennes soulevées par une respiration forte, brutale. De l'écume blanchâtre ou sanguinolente peut s'y montrer encore, et il est rare que, même au milieu d'un coma complet, on ne perçoive pas des mouvements musculaires de la face, des contractions passagères, des tressaillements fibrillaires.

Les pupilles sont contractées, le myosis étant en général assez accentué, alors que, dans les cas de commotion, on peut les trouver normales, élargies, et plus rarement petites et punctiformes.

Mais la respiration aussi n'a pas le calme et la lenteur de celle de la malade atteinte de commotion; dans ce cas, en effet, il semble que la respiration aussi bien que la circulation soient réduites à leur minimum d'énergie. C'est à peine si la poitrine se soulève, et la respiration est presque exclusivement diaphragmatique.

Tout au contraire la respiration de l'éclamptique est intense, souvent bruyante, à large amplitude, soulevant la commissure labiale, chassant les mucosités, respiration presque au maximum d'énergie, totalement opposée au calme parfait de la précédente.

L'urine recueillie montre aussi rarement de l'albumine, et les troubles sphinctériens sont la règle dans le choc cérébral, alors qu'ils sont beaucoup plus rares dans l'autre cas.

Les caractères différentiels semblent donc assez nets, assez nombreux pour ne pas prêter longtemps à l'erreur. Boyer cite cependant le cas d'une femme qui accoucha dans ces conditions, sans en avoir conscience; on comprend alors, à défaut de renseignements, toute la difficulté du diagnostic.

Le retour à la conscience ne pourra même pas servir de suite comme guide en cas d'hésitation; tout comme l'éclamptique, la femme qui a subi une commotion cérébrale est lente à sortir du coma, et cette lenteur et la variabilité de la réapparition de la conscience sont relevables de la violence du choc. Chez les deux malades, le coma devient de moins en moins profond : des cris inarticulés, des mouvements réflexes à la suite d'excitations extérieures se produisent d'abord. Puis survient le retour graduel de la sensibilité, de la motilité, de l'intelligence; celle-ci est longtemps à revenir à toute son ampleur ancienne, et le souvenir immédiat, les faits passés ne réapparaissent que petit à petit. Dans les deux cas, le retour à l'intégrité de toutes les fonctions est très lent (il est bien entendu qu'il s'agit toujours du coma de l'éclampsie grave).

Quelques nuances existent peut-être toutefois entre ces deux réveils : la sensibilité générale et spéciale reviennent plus vite peut-être chez l'intoxiquée, les mouvements se coordonnent plus tôt. La rétention d'urine, si fréquente chez la traumatisée, l'est moins chez l'autre malade : on a bien plus à faire à de l'oligurie qu'à de la rétention.

Les troubles cérébraux secondaires, l'oubli de certains faits, l'oubli des noms, l'oubli des langues sont plus persistants chez la première que chez la seconde.

Mais surtout ce qui frappe chez celle-là, c'est l'irrégularité dans l'amélioration, présentant, suivant les cas, une foule d'anomalies ou de particularités curieuses, tandis que le coma de l'éclamptique se dissipe lentement, mais avec une régularité parfaite, et qu'en général rien ne vient entraver ni retarder sa marche.

On voit que tout ce diagnostic des suites du coma ne pourra que donner peu d'éclaircissements en ce qui concerne la nature même du coma; il ne repose que sur des nuances tellement faibles qu'il ne faudrait en tenir compte que d'une façon très relative, et qu'il faut faire tous ses efforts pour ne pas attendre pour se prononcer la marche de ce réveil et les renseignements problématiques que pourra donner la malade.

Nous n'avons pas parlé de la commotion foudroyante, dont la marche est tellement spéciale et tellement rapide que l'on n'aura guère lieu d'hésiter. Le coma, comme dans le cas précédent, est absolu, la résolution complète. Mais le pouls est d'une faiblesse extrême, la peau froide et pâle, et la mort arrive avec une rapidité foudroyante. Dans quelques cas cependant, on a signalé quelques mouvements convulsifs qui pourraient peut-être induire en erreur, mais ils sont désordonnés, sans rythme ni localisation spéciale, courts, et font place rapidement à une résolution absolue suivie presque aussitôt de la mort.

Contusion de l'encéphale. — Tout ce que nous venons de décrire comme aspect du coma dans la commotion cérébrale peut, à fortiori, s'appliquer à la contusion de l'encéphale, lorsqu'il s'agit de phénomènes diffus de contusion. Ce n'est que vers le 4e ou 5e jour qu'apparaîtront les phénomènes secondaires qui ne nous intéressent plus, puisque ce sont des symptômes de méningo-encéphalite dus à la transformation du foyer en abcès et à la méningite consécutive.

Au contraire, ce que Sanson, Nélaton, Bauchet ont décrit comme phénomènes primitifs, phénomènes qui relèvent du siège et surtout de la grandeur, nous intéresse plus encore peut-être que le coma. Il est rare, en effet, à moins de contusion d'une violence particulièrement considérable, que le coma existe seul.

La perte de connaissance est donc semblable, et comme dans le chapitre précédent, nous pourrons retrouver le gros élément différentiel, la lenteur et la faiblesse toute particulière du pouls, l'abaissement de température qui n'existent en aucune façon chez l'éclamptique. Comme précédemment, nous retrouvons l'absence d'albumine, le calme et la tranquillité de la respiration.

Mais où l'embarras va être grand, c'est en présence des phénomènes qui seront la traduction des lésions encéphaliques à divers degrés, et que leur ressemblance avec les différentes phases des accès éclamptiques pourra faire prendre pour des phénomènes convulsifs toxiques, alors qu'ils ne sont que des phénomènes irritatifs ou destructifs.

Que l'on imagine une lésion d'un des centres de la région psycho-motrice et l'on aura comme signes de sa manifestation des paralysies partielles en rapport avec le centre, paralysies qui, lorsque l'écorce participera au processus irritatif et destructif, pourront s'accompagner de convulsions localisées. Toutes les paralysies sont possibles dans ces cas, toutes les convulsions localisées sont possibles, et l'on comprend, surtout en présence d'une de ces dernières, toute la difficulté qui peut exister si l'on songe aux crises éclamptiques larvées, avortées, incomplètes et dont le diagnostic est souvent si difficile. Les contractures localisées n'ont pas l'intérêt que présentent les accidents convulsifs ; les contractures n'existent guère dans l'éclampsie, et si, au moment de la période tonique, on peut voir un groupe musculaire plus tétanisé qu'un autre, ce groupe musculaire est rarement seul pris, tous les muscles du corps y prenant part, et la tétanisation n'en est du reste que momentanée.

Nous venons de dire, en parlant de la localisation de ces symptômes, que cette spécialisation des accidents est la règle dans la contusion cérébrale et l'exception dans l'accès éclamptique. C'est là, en effet, la seule marque différentielle entre ces deux manifestations.

En effet, l'albumine manque le plus souvent ; mais ne pourrait-on pas se trouver en présence d'une malade dont le rein eût été touché antérieurement ? Que penser alors de la présence du précipité albumineux ? La lenteur du pouls, le calme de la respiration, pourront exister chez une contusionnée, qui présentera une paralysie partielle, une hémiplégie faciale par exemple, mais n'existent pas chez celle qui aura des phénomènes convulsifs intenses, répétés, subintrants.

C'est donc en réalité la spécialisation des phénomènes paralytiques convulsifs, leur localisation toute particulière et répétée, toujours semblable, qui sera le gros élément de diagnostic en y ajoutant peut-être alors l'abaissement de la température au début, les urines non albumineuses.

La stase papillaire que l'on pourrait, dans les cas de contusion cérébrale, constater assez souvent, n'est pas non plus pathognomonique et ne peut servir à éliminer l'éclampsie ; la stase papillaire paraît indiquer simplement la présence d'un liquide épanché dans les méninges. Or, on sait que dans un certain nombre d'autopsies d'éclamptiques, au milieu de constatations diverses (hyperémie, anémie, épanchements) ou nulles, on trouve assez souvent des épanchements séreux sous-méningés ou intra-cérébraux, dont certains protocoles d'autopsie démontrent l'abondance. C'est ainsi que Braun, sur 10 autopsies, relève les 10 fois de l'anémie cérébrale avec de l'œdème du cerveau et quelques fois de la sérosité dans l'arachnoïde et dans les ventricules cérébraux. Krassnig, sur 9 cas, trouva 6 fois un épanchement séreux interstitiel. Dans les 42 nécropsies faites par Desilliers, Regnault, Lewer, Hardy, Collins, Mac Clintock, Greaser, Martin, on relève 7 épanchements séreux sous-arachnoïdiens, 5 hydropisies ventriculaires. Prestat, en 1834, constate aussi la fréquence de la sérosité épanchée soit dans les ventricules, soit dans la cavité arachnoïdienne.

Nous ne venons, de plus, de parler que de l'hydropisie sous-méningée et intra-cérébrale, mais il est possible aussi de constater dans les cas d'hémorragie sous-arachnoïdienne cette même stase papillaire, qui ferait alors conclure dans le sens d'un traumatisme cérébral. Et les cas d'hémorragie sous-arachnoïdienne sont peut-être plus fréquents qu'on ne pense, puisque rien que dans la thèse de Molas nous en relevons 3 cas, dans celle de Régy 1 observation et que Vincent et Wieger en ont publié chacun une

Hémorragie cérébrale. — Ainsi que nous l'avons déjà dit au moment où nous avons parlé de l'hémiplégie apoplectique et de son diagnostic avec l'hémiplégie éclamptique, la difficulté de se prononcer est souvent grande, et cela d'autant plus que l'hémorragie cérébrale, cause de l'hémiplégie, complique quelquefois l'éclampsie et en assombrit le pronostic. Nous ne voulons parler dans ce chapitre que du coma et montrer l'hésitation considérable que l'on peut éprouver dans ce cas en face d'une femme au sujet de laquelle on n'a aucun renseignement capable d'éclairer un peu la question, en renvoyant alors pour les hémiplégies au chapitre qui les concerne. Les deux comas hémorragique et éclamptique se ressemblent en effet sur certains points dans les deux cas : anéantissement absolu de toutes les fonctions de la vie de relation, abolition partielle des réflexes, respiration profonde, bruyante, ronflante, stertoreuse, pouvant revêtir le type de Cheyne-Stokes. Le pouls est fort, régulier ; la pupille est insensible à la lumière, et la cornée insensible au contact.

A ces caractères communs s'opposent des caractères différentiels : c'est ainsi que le pouls de l'éclamptique, et surtout de l'éclamptique dont l'intoxication est profonde, est tendu, très fort, avec une pression sphygmomanométrique qui pourra monter jusqu'à 23, 25, tandis qu'il est rare de le voir atteindre cette hauteur et cette énergie chez l'hémorragique. De plus, dans ces cas graves, on pourra le voir dépasser 100 pulsations, signe et pronostic alors d'une intoxication considérable, alors que celui de l'hémorragique restera normal et même peu fréquent.

La température chez la femme intoxiquée ne sera pas comme chez l'autre au-dessous de la normale (règle ordinaire chez cette dernière) ; ou bien elle sera normale, 36°,5, 37°, ou bien augmentée jusqu'à 39°, 40° dans les cas les plus graves. Et cette augmentation sera même un des meilleurs éléments différentiels, au moins en ce qui concerne les comas hémorragiques récents ; nous disons récents, car dans les comas hémorragiques prolongés, au moment où la période de réparation progressive s'annonce, on peut voir la température rectale arriver à 38°, mais il est rare qu'elle dépasse ce chiffre.

Le facies de l'éclamptique est le plus souvent pâle, souvent bouffi, quelquefois même inerte, avec des traits assez accentués. Celui de l'apoplectique est plutôt cyanosé, bleuâtre, turgescent, congestionné avec de l'écume. L'éclamptique a quelquefois une respiration sifflante, acérée, qui contraste avec celle de l'apoplectique, rauque, nasillarde, sifflante. Mais on voit que ce ne sont là que des impressions difficiles à juger et d'une irrégularité extrêmement fréquente.

Au contraire, un fait d'une importance capitale permet d'affirmer l'existence d'une lésion cérébrale, et même d'en déterminer le siège. C'est la déviation, l'inclinaison de la tête du côté de la lésion, avec un léger mouvement de torsion du cou et déviation conjuguée des yeux du même côté. Si l'on met, en effet, de côté l'hypothèse d'une hémiplégie éclamptique, si l'on ne considère que le diagnostic du coma, ce signe est d'une importance absolue. En effet, la malade placée dans le décubitus dorsal tend immédiatement à replacer sa tête dans cette situation. Et tandis que, comme dans le coma éclamptique, tous les réflexes sont abolis, la perte de connaissance complète, les membres inertes, flasques, seule l'attitude de la tête est caractéristique.

Il ne faut pas en effet compter à ce moment trouver dans l'impotence plus spéciale d'un côté du corps, dans sa paralysie, la signature de l'hémorragie, car au moment du coma initial, avant tout début de réparation progressive, il est presque de toute impossibilité de savoir si l'un des côtés est frappé d'impotence fonctionnelle. Les membres des deux côtés soulevés retombent avec la même lourdeur, la même flaccidité, et ce n'est que plus tard que l'on verra se produire la différenciation dans la motilité, dans la sensibilité.

Il est difficile souvent de constater ce que Grasset a décrit pour permettre de reconnaître l'hémiplégie. « Vient-on à soulever les membres inférieurs et supérieurs tour à tour, on voit l'un retomber lourdement d'un trait comme une masse inerte, sous l'influence de la pesanteur physique ; l'autre, au contraire, ne retombe que plus lentement, retenu qu'il est par la tonicité des muscles ; le premier est paralysé, le second était abandonné dans le lit par simple résolution musculaire et non par paralysie. L'attitude dans le lit peut aussi parfois fournir un indice. La jambe paralysée est rectiligne, abandonnée, absolument immobile. L'autre est, au contraire, souvent dans une position variable, plus ou moins écartée de la première où un peu fléchie ; elle est, de plus, par intervalles, le siège de quelques légers mouvements automatiques.» (Grasset.)

On voit combien il peut être difficile de se prononcer, surtout si l'on songe qu'il peut exister des cas où la déviation de la tête et des yeux peut être à peine prononcée, où la température d'une éclamptique peu gravement atteinte peut être normale ; que, de plus, la présence d'albumine n'est pas toujours inévitable. Ollivier a du reste signalé la fréquence de l'albuminurie dans l'apoplexie par hémorragie cérébrale, albuminurie qui apparaîtrait aussitôt après l'attaque, de même que les œdèmes précurseurs ou concomitants peuvent ne pas exister. Souvent, dans ces cas, sera-t-on obligé, avant de se prononcer, d'attendre le réveil progressif de la malade, la réapparition progressive des sensations, des mouvements, pour constater si la paralysie faciale, si l'hémiplégie se prononcent ; et c'est à ce moment que l'on se trouvera dans l'obligation de penser à la complication de l'éclampsie, c'est-à-dire à l'hémorragie cérébrale dont nous avons donné les différents éléments de diagnostic. Même dans les cas fréquents où la mort survient dans le coma, on pourra quelquefois ne faire le diagnostic que sur la table d'autopsie, aucun signe pathognomonique n'étant intervenu pour nous permettre d'affirmer l'intoxication de l'hémorragie.

Hémorragie méningée. — La rareté de l'hémorragie méningée chez la femme en dehors de l'état éclamptique nous fera passer rapidement sur ce sujet. En effet, l'hémorragie méningée, qui relève plutôt de l'endartérite, de la dégénérescence graisseuse, d'une façon générale de l'athérome et de l'artério-sclérose, de la goutte, de l'arthritisme, sera donc l'apanage des femmes âgées, par conséquent, rare en ce qui concerne les parturientes.

Toutefois, il est bon de connaître la possibilité d'existence de ce coma et de savoir que son diagnostic est encore plus ardu que celui du coma par hémorragie cérébrale. Ici, en effet, la déviation conjuguée de la tête et des yeux n'existe pas, ou se trouve d'une extrême rareté ; la paralysie faciale, l'hémiplégie, apparaissant peu à peu au fur et à mesure du réveil, n'existent pas la plupart du temps; et tout l'habitus extérieur de la malade ressemble complètement à celui de la malade en coma éclamptique.

Nous retrouverons là toutefois les caractères du pouls et de la température, tout à fait analogues à ceux de l'hémorragie cérébrale, et nous donnant par suite une ligne de conduite. Le pouls est en effet ralenti, peu tendu, non vibrant, une fois l'ictus bien établi, ce qui est l'opposé du pouls éclamptique qui est en général augmenté, ainsi que nous l'avons déjà souvent répété, plein, fort, vibrant.

La température n'est pas non plus celle de l'auto-intoxication : c'est aussi l'abaissement initial au moment de l'ictus apoplectique, au lieu de la température normale ou élevée dans le cas contraire. Au moment de la période terminale, l'erreur sera possible à ce sujet, car la température subit une élévation, une ascension souvent considérable, dont il faut être prévenu; mais cette élévation brusque et rapide pourra servir à son tour de point de repère, par sa brusquerie même, qui n'est, en général, pas la caractéristique du coma toxique, où l'élévation est progressive, lente, et pouvant même ne pas se manifester.

La rapidité habituelle de l'évolution du coma méningé pourra également mettre sur la voie; la mort survient fréquemment en effet en quelques heures. Il est rare que le coma éclamptique soit d'une évolution aussi courte.

Certaines convulsions, certains mouvements tétaniformes, épileptiformes (Fürstner) ou autres pourront prêter toutefois à confusion avec ceux qui peuvent se produire pendant le coma éclamptique, avec une crise d'accès avortés entrecoupant le stertor. Il n'existe pas d'élément de diagnostic dans ces conditions. Seule, la rareté du coma méningé pourra à posteriori en faire rejeter l'hypothèse, de même que la moindre grande fréquence des accès éclamptiques larvés par rapport aux crises habituelles et complètes.

Ainsi donc, dans les deux cas : coma absolu, résolution complète, respiration profonde, ronflante, stertoreuse; insensibilité absolue. Que l'on ajoute à ces points de ressemblance parfaite l'existence possible des mouvements dont nous venons de parler, l'absence la plus fréquente de symptômes d'hémorragie ou de compression, on conçoit très bien la possibilité d'une erreur. Il n'existera pour faire disparaître l'hésitation que l'observation exacte du pouls, de la température, la rapidité d'évolution du coma, la constatation de lésions artérielles (athérome, artério-sclérose), de lésions cardiaques, auxquelles on ajoutera l'œdème des membres inférieurs, la présence possible d'albumine, l'oligurie ou la méthémoglobinurie. Peut-être pourrait-on y ajouter l'étroitesse et la rigidité de pupilles qui indique une lésion de la convexité. Nous ne voulons pas reparler ici de la difficulté que l'on rencontre quelquefois lorsqu'il s'agit d'une éclamptique prise d'une hémiplégie pendant ou dans l'intervalle d'un accès, et de la confusion facile avec une hémiplégie d'origine méningée; rappelons simplement la fréquence des hémorragies méningées rapportées dans les diverses observations et statistiques citées plus haut (V. *Hémiplégie méningée*).

Rapportons, pour montrer la difficulté et l'indécision dans laquelle on peut se trouver, l'extrait du compte rendu de la séance de la Société des sciences médicales de Lyon, avril 1888 :

« M. Vincent présente des pièces anatomiques provenant de l'autopsie d'une femme morte d'éclampsie. Il s'agit d'une primipare de 30 ans, à 8 mois de grossesse, qui fut prise d'éclampsie avant-hier, après avoir éprouvé quelques troubles visuels et des étourdissements. La première crise survint à 10 heures du matin, quatre autres lui ont succédé à des intervalles différents, mais sans que la malade soit sortie de l'état de coma où le premier accès l'avait plongée. Extraction de l'enfant par la voie vaginale après débridement multiple du col (dilaté à 5 francs) ou césarienne vaginale de Vincent. Enfant mort. La mère succombe une demi-heure après.

« L'autopsie présente des lésions si insolites, que M. Vincent a conçu *quelques doutes sur le diagnostic Eclampsie :*

« Le cerveau présente à la surface du lobe antérieur gauche une abondante hémorragie méningée; le foie présente des hémorragies capillaires dans son épaisseur et à sa surface; les reins sont atteints de néphrite légère, etc. M. Vincent demande à ses collègues, qui ont plus souvent que lui l'occasion de faire des autopsies d'éclamptiques, s'ils ont rencontré de pareilles lésions cérébrales. On pourrait penser à une *pseudo-éclampsie*, à une éclampsie résultant d'une irritation cérébrale par le sang épanché, à une *hémorragie cérébrale* dépendant de la néphrite. En faisant la coupe du cerveau, on trouvera peut-être la clef du problème. Mais tout semblait, dans les symptômes de la maladie, indiquer une *éclampsie ordinaire*, à forme comateuse. Les urines ont donné un précipité d'albumine abondant et adhérent; la femme était primipare et à 8 mois de grossesse; pouls à 130. La température, qui s'élève généralement dans l'éclampsie, n'était que de 37°; mais la femme était en collapsus complet. Ne pourrait-on pas admettre que l'hémorragie est consécutive aux crises, et que la rupture d'un vaisseau cérébral a été favorisée par la néphrite. J'avoue que l'absence de température et cette hémorragie cérébrale sont peu en faveur d'une pseudo-éclampsie.

« M. R. Tripier. — Dans ce cas-ci, il existe du sang sous les méninges et dans le ventricule.

« En faisant des coupes sur l'hémisphère gauche, on voit qu'il existe deux foyers : l'un, du volume d'un œuf de poule, au niveau du pied des deuxième et troisième circonvolutions frontales; l'autre, du volume d'une noix, à l'extrémité extérieure du lobe frontal. Ces foyers hémorragiques sont superficiels, et les caillots qu'ils contiennent sont intimement adhérents aux méninges situées à ce niveau. Mais les foyers ne communiquent pas directement avec le ventricule latéral, de telle sorte que le point de départ de l'hémorragie se trouve dans les circonvolutions et s'est fait aux dépens des vaisseaux superficiels, provenant des méninges, et c'est par la grande cavité méningée que le sang est arrivé à passer de la région affectée dans les autres parties des méninges et dans les ventricules. Il y avait, en outre, plusieurs foyers hémorragiques dans la moitié supérieure de la protubérance, dont le volume variait entre la tête d'une épingle et un petit haricot.

« Les hémorragies cérébrales sont souvent liées à la néphrite, et il semblerait, au premier abord, plus rationnel de l'attribuer à cette cause, en admettant que les convulsions soient survenues au moment de l'hémorragie. Toutefois, il semble résulter des renseignements recueillis avant l'entrée de la malade à l'hôpital qu'elle aurait pris quatre attaques d'éclampsie *non suivies* de paralysies, et qu'elle aurait succombé à l'hôpital, à la cinquième crise suivie de coma. Dès lors il serait plus rationnel d'admettre que l'hémorragie est survenue consécutivement aux phénomènes éclamptiques, ou sous l'influence des mêmes causes. Quant aux hémorragies que l'on trouve du côté du foie, elles peuvent être dues aussi à l'ictère apoplectique. Elles sont semblables à celles qu'on peut observer sur les plèvres, le péricarde, par le fait d'une mort violente de cause quelconque. »

Faisons remarquer l'hésitation compréhensible qui se manifeste d'une façon très nette dans toute cette discussion ; elle fait mieux saisir, en dehors de toute interprétation de la part des auteurs, la difficulté telle qu'elle se présente souvent dans des cas analogues.

Tumeurs cérébrales. — Ce ne peut être qu'en dehors de toute autre hypothèse que l'on sera autorisé à penser au coma dû aux tumeurs cérébrales, et cela pour plusieurs raisons : la rareté des tumeurs cérébrales, la rareté de leur coïncidence avec la grossesse, la rareté de leur manifestation par du coma d'emblée. Nous n'insisterons donc que très peu sur ce sujet, d'autant plus que, dans ces formes de coma immédiat, par tumeurs, les anamnestiques qui sont d'habitude la caractéristique de ces lésions, n'existent pas, que le coma est par suite d'une brutalité particulière, et que c'est plutôt la constatation des quelques faits qui accompagnent le coma éclamptique qui pourra faire préjuger en faveur de l'une ou de l'autre de ces manifestations. En effet, la forme foudroyante, celle dont le diagnostic restera en suspens, n'a quelquefois pas d'autre symptomatologie que l'état comateux (tel un cas de Darier [*Bull. de la Soc. anat.*, 1887, p. 117]), dont la malade ne se réveillera pas et cela par suite de la lente et silencieuse évolution de ces tumeurs que le cerveau tolère, après les compensations circulatoires qui expliquent cette absence de signes qui pourraient guider dans le diagnostic.

On conçoit l'embarras extrême où l'on se trouvera dans les cas, certainement rares, où une tumeur cérébrale coïncidera avec une grossesse. Seule, la présence d'albumine, qui est fréquente, la présence de l'œdème des membres inférieurs, le peu d'urine colorée ou non, et les quelques renseignements enfin que pourront peut-être donner les parents, seront en faveur de l'éclampsie. Ces derniers renseignements seront la caractéristique la plus nette de l'intoxication, car, ainsi que nous l'avons laissé entrevoir, les symptômes précédant la tumeur cérébrale à forme foudroyante n'existent pas, et ceux qui précèdent la tumeur cérébrale à marche lente, quelle qu'elle soit, quel que soit son siège, sont tellement spéciaux qu'il est de toute impossibilité de les confondre avec ceux que nous savons appartenir à l'éclampsie.

Il est cependant quelques signes que nous retrouvons dans les deux cas : ce sont les signes qui précèdent immédiatement le coma cérébral, signes qu'un interrogatoire des parents pourra quelquefois permettre de retrouver : ce sont la céphalalgie, les vertiges, les vomissements, parfois une ou deux attaques convulsives avec des localisations toutes particulières suivant le siège de la lésion.

Mais ces symptômes ne sont pas des symptômes de longue date, ce sont des symptômes presque aussi immédiats que l'ictus, et qui font partie, comme l'a dit H. Jackson de la période d'état de la tumeur. Ces symptômes brusques sont donc loin d'avoir la précision qui caractérise ceux du coma éclamptique : c'est leur meilleure distinction.

Enfin la rapidité de terminaison du coma sera l'élément final qui fera pencher, avant toute confirmation d'autopsie, vers la tumeur cérébrale.

Méningites. — Le coma des méningés n'est que le symptôme terminal d'une période de maladie en général d'évolution particulière, et de plus il est exceptionnel que ce coma soit aussi complet, aussi profond que celui de l'éclamptique et qu'il n'ait pas ainsi une physionomie toute particulière. En effet, on parvient presque toujours à savoir que la femme a déjà été alitée depuis un certain temps, qu'à la suite des symptômes de la triade méningitique classique et de la longue et spéciale période d'excitation (céphalée à localisations spéciales et variables. Insomnie. Vomissements. Ventre rétracté. *Fièvre violente.* Délire. Contractures plus fréquentes que les convulsions. Exagération des réflexes superficiels et profonds. Photophobie. Troubles vaso-moteurs), est survenue progressivement une période de calme, de dépression croissante dont le coma n'est, en somme, que la dernière manifestation. Ce coma est du reste accompagné de paralysies variables, qui prennent plutôt les membres autrefois contracturés, paralysies plus ou moins étendues, plus ou moins complètes, hémiplégiques, monoplégiques ou autres. De plus, il est entrecoupé par moments de quelques mouvements convulsifs, de soubresauts des tendons, de délire, de plaintes, de cris. On voit la différence d'allure de ce coma, l'existence de ces symptômes spéciaux qui l'ont précédé, et l'on comprend combien l'erreur doit être moins facile que dans les cas précédents. Ajoutons à cette marche typique la dissociation du pouls et de la température, dissociation considérable, la fièvre étant extrêmement élevée (40°-41°), ce que l'on pourrait trouver dans le coma d'une éclampsie très grave, mais avec 50, 40 pulsations irrégulières, ce que l'on ne trouve jamais dans l'auto-intoxication gravidique.

Il existe un coma méningé qui pourrait ressembler davantage à celui de l'éclampsie, c'est le coma de la méningite *secondaire* tuberculeuse en particulier. On ne le voit précédé alors que de quelques vomissements, de somnolence, puis s'installer d'une façon définitive, succédant ainsi à une forme asthénique ou torpide de méningite secondaire. L'existence de l'infection méningée n'est là, en réalité, qu'un épiphénomène, puisqu'elle survient à la période terminale de la phtisie, et l'on comprend que si la forme même du coma peut étonner un peu, le doute ne persistera pas en présence des lésions tuberculeuses manifestes que l'auscultation permettra d'entendre, en présence d'un état cachectique très prononcé et progressif, et l'on éliminera de suite l'idée de coma éclamptique.

Il en est de même pour le coma à forme *apoplectique* que l'on a signalé ; ce coma, ainsi que le précédent, se manifeste brutalement, comme l'indique son nom, sous une allure brusque, mais lui aussi sera un coma secondaire à une tuberculose pulmonaire le plus souvent, ou génito-urinaire, et par suite secondaire à des lésions faciles à trouver, faciles à diagnostiquer et qui en donneront la signature indubitable.

Nous ne parlons pas des comas terminaux des autres méningites secondaires ; il sera toujours possible de retrouver dans les jours antérieurs l'existence de la maladie causale (pneumonie, fièvre typhoïde). Le coma de la méningite secondaire à une pneumonie peut frapper par la soudaineté de l'ictus cérébral accompagné qu'il est de stertor, d'anesthésie complète, avec quelquefois une ébauche d'hémiplégie, mais la maladie primordiale en est facile à découvrir.

CONCLUSIONS

1° Les deux manifestations symptomatiques les plus proches de celles de l'auto-intoxication gravidique, sont l'épilepsie et l'urémie. La première a cependant des éléments plus nettement différenciés que la seconde, pour laquelle un examen très attentif et détaillé sera nécessaire.

2° L'hystérie, la chorée d'abord, les congestions cérébrales, l'épilepsie jacksonienne, les tumeurs cérébrales ensuite, l'intoxication saturnine, les accidents dus aux injections intra-utérines, enfin l'ictère gravidique pourraient quelquefois occasionner des erreurs, cette fois plus faciles à reconnaître.

3° Parmi les hémiplégies des femmes enceintes, en travail ou accouchées, l'hémiplégie urémique reste la plus difficile à dépister, à côté de l'hémiplégie apoplectique simple.

4° Les accidents paralytiques dus à l'hémorragie méningée, à la sclérose en plaques, au tabes, à la paralysie générale, au ramollissement cérébral, de même que ceux dus à l'hystérie n'arrêteront pas longtemps.

5° Enfin, parmi les comas, c'est toujours le coma urémique qui est le plus semblable au coma de l'hépato-toxémie, bien que les comas toxiques (alcool, plomb, phosphore, opium, cocaïne, chloral, chlorate de potasse), que les comas des névroses (épilepsie, hystérie), que les comas des lésions cérébrales (commotion et contusion cérébrales, hémorragie cérébrale ou méningée, tumeurs cérébrales, méningites) puissent nécessiter, dans certains cas, un examen approfondi pour éviter une erreur facile.

BIBLIOGRAPHIE

Abouladze, Pathogénie de l'éclampsie. *Journ. d'accouchement et de gyn.*, Saint-Pétersbourg, décembre 1900.

Achard, *Apoplexie hystérique*. Thèse de Paris, 1887.

Ahlfeld, Eclampsie. *Zeitschrift f. Geb. u. Gyn.*, XL, 3, XII, 1, XLIII, 2.

Albert, Etiologie de l'éclampsie. *Gyn. Gesellschaft zu Dresden*, in *Centralblatt f. Gyn.*, 1902, nº 16, p. 229.

Auvard, *Obstétrique* (Travaux d').

Axenfeld, *Traité des névroses*.

Bar, De l'Excrétion urinaire chez les éclamptiques, *Semaine médicale*, 28 mars 1900.

Bar, l'Eclampsie est-elle une maladie microbienne? *Journ. d'obstétrique*, 1898, p. 481.

Bar et **Guyesse**, Lésion du foie et des reins chez les éclamptiques et les fœtus issus de femmes éclamptiques. *Journ. d'obstétrique*, 1896-1897.

Bar et **Guyesse**, Note sur un point de l'anatom. path. du foie de l'éclampsie puerpérale. *Soc. d'obstétrique*, Paris, 1899, p. 5.

Bar, Menu, Mercier, De la Présence dans l'urine des femmes éclamptiques d'une albuminurie offrant une réaction spéciale. *Soc. de biologie*, 4 décembre 1897.

Bar, *Journ. d'obstétrique*, 1899, p. 408.

Baillet, *Paralysies urémiques*. Th. Paris, 1898.

Barié, *Archives générales de médecine*, 1889.

Barone Andrea, les Auto-Intoxications et les Auto-Pseudo-Infections dans la grossesse et la puerpéralité. *Archivio di Ostetricia e Gynecologia*. Napoli, février 1902; in *Journ. d'obstétrique*, 1902, nº 4, p. 333.

Blot, *Albuminurie gravidique*. Th. Paris, 1849; *Bulletins de l'Académie de médecine*, t. XXX; *Société de biologie*, 1856.

Boinet, De l'Hémiplégie urémique. *Revue de médecine*, décembre 1892.

Boissard, Éclampsie (observation). *Journ. de l'obstétrique*, 1900, nº 3, p. 261.

Boix, *Revue de médecine*, mai 1893.

Bolle, De l'Eclampsie. *Verhandl. d. Gesells. f. Geb. u. Gyn.*, 1901. Bd XLIV, p. 333, et Bd XII, H. 5, p. 571.

Bond, Convulsions de l'accouchement. *Americ. Journ. of Obstetr.*, janvier 1900.

Bonnet, Thèse 1884.

Bordes, Thèse 1887.

Bouffe de Saint-Blaise, *Lésions anatomiques de l'écl. puerpérale.* Thèse, 1891.
Bouffe de Saint-Blaise. Congrès de 1900.
Bourneville, *Etudes cliniques et thermométriques sur les maladies du système nerveux*, IIe fasc., 1872-73.
Bourneville, Nouvelles recherches sur la température dans l'urémie et l'éclampsie. *Mouvement médical*, 1873.
Brault et **Riche**, Lésions du foie et des reins, etc. *Soc. anat.*, février 1898, p. 1831.
Braun, Z. Lehre u. Behandlung der in Fortsplonzungs periode, d. w. c. V. convulsionen mit i. b. i. Hysterie, Epilepsie, gehumleiden Vergifstungen, und uramische, Intoxication bei morbus Brightii. *Kliniker Geburstch. u. Gyn.* Erlangen, 1855, p. 249.
Braun (Carl), *Essai sur l'éclampsie*, 1858.
Braun, Etude sur le diagnostic, pronostic et traitement de l'éclampsie. *Med. News*, 17 juin 1882.
Braun de Ferwal, *Wien. mediz. Wochens.*, 1886, p. 1210.
Bucaille, Thèse, 1900.
Budin, Indications fournies par la température dans l'éclampsie puerpérale. *Gaz. hôp.*, décembre 1872, p. 1153-54.
Budin, Absence de convulsions ou leur remplacement dans deux cas d'éclampsie sans attaques d'éclampsie. *Obstétrique*, 1898, p. 237.
Burkhard, Un cas de pseudo-éclampsie dans les suites de couches. *Monatsschrift f. Geb.*, 1898, t. VII, ch. IV, p. 382.
Buscarlet, *Congrès de Genève*, septembre 1896.
Campione, Chorée et Grossesse. *Archivio di Ostetrica e Ginecologia*, décembre 1900.
Cazeaux, *Urémie et Eclampsie.* Tarnier, 1867, p. 493.
Chaleix, *Journ. méd. Bordeaux*, 1899.
Chambrelent, *Clinique de Bordeaux*, 11 octobre 1899, in *Gaz. hebdom. de méd. et chir.*, 19 novembre 1899, p. 1108.
Chantemesse, *Méningite tuberculeuse.* Th. Paris, 1884.
Chantemesse et **Tennesson**. *Revue de médecine*, novembre 1885.
Charles, *Traité d'accouchement.*
Charles, Mémoire sur la nature et le traitement des convulsions des femmes enceintes et en couches. *Mém. à l'Acad. royale de Belgique*, 27 mai 1876.
Charles, *Journal d'accouchement de Liège. Journ. des sages-femmes*, nov. 1902.
Charles, Traitement de l'éclampsie. *Journ. d'accouchement de Liège*, 2 décembre 1900 et 1er et 8 juillet 1900.
Charrin, Réalités de la toxicité urinaire et de l'auto-intoxication. *Soc. de biologie*, juin 1900.
Charrin, Pathogénie de l'Eclampsie. *Médic. martiale*, mars 1901.
Chauffard, *Archives gén. médecine*, juillet 1887.
Cheynisse, Théories pathogéniques de l'éclampsie. *Sem. méd.*, 4 juin 1898.
Coubert. *Traitement de l'écl. puerpérale.* Th. Lyon, 1900.
Courdoux, Th. Paris, 1894.
Cristalli, Considérations sur l'auto-intoxication gravidique. *Archivio di Ostetrica e Ginecologia*, Napoli, 1902, n° 2.

De Cotret, De l'Eclampsie puerpérale. *Union méd.*, Canada, janvier 1899, p. 42.

Delage, *De la Chorée gravidique*. Th. Paris, 1898.

Duplay, *Leçons sur les traumatismes cérébraux*, p. 12.

Duplay et **Follin**, *Tr. de pathologie externe*, t. III.

Durante, *Soc. anat.*, 1891-1892.

Duret, *Traumatismes cérébraux*. Th. Paris, 1878.

Favre, Comparaison d'un accès d'urémie sans gravité avec un état éclamptique chez la même personne à une année d'intervalle. *Obstétr.*, 1899, p. 275.

Fehling (H.), *Die Pathogenese und Behandlung der Eclamp. im Lichte der heutigen Auerschang*, Leipzig, Breitkopf u. Hœrtel, 1899.

Felice (De), *Contribution à l'étude de l'accouchement rapide dans l'éclampsie*. Th. Paris, 1902.

Franck Ford, Eclampsie, *Annals of Gyn. a. Pæd.*, déc. 1898.

Frerichs, *F. th. Brietische Nierenkrank.*

Freudenberg, Intoxications de la grossesse, *Der Frauenartz*, 1899, n° 6.

Fulleston (A. M.), Ætiology of Ecl. and the diagnosis of impending Ecl. *Annals of Gyn. et Obst. J.*, N. Y., juillet 1899, p. 65-66.

Giglio, Sulle auto-intoxicazioni gravidische. *Annali di Obst. e Ginec.*, sept. 1898, p. 773.

Gilles de la Tourette et **Cathelineau**, Nutrition dans l'hystérie. *Progrès médical*, 1888-1889-1890.

Grandin, Toxémie de la grossesse. *Amer. Journ. of Obstetr.*, juin 1900, p. 721.

Guijitsky, Un cas d'urémie post-partum sans phénomènes d'éclampsie. *Obstetr.*, 1898, p. 172.

Hagopoff, *Pathogénie de l'écl. puerp.* Th. Paris, 1897.

Hahn, Rein gravidique de Leyden *Centralblatt f. Gyn.*, 1896, n° 37, p. 951.

Harrison (Bird G.), Puerperal Ecl. *Amer. Journ. of Obst.*, sept. 1895, p. 365.

Helm, *The med. Dahrbücher*. Wien, 1839, Bd XX, 1902.

Hélouin, Nouvel élément de diagnostic de l'auto-intoxication gravidique. *Rev. prat. d'obst. et péd.*, n° 347, 1894.

Herbart, Th. Paris, 1891.

Hervieux, *Tr. clinique et path. des mal. puerp.*, 1870.

Herzfeld, Beiträge z. Eklampsiefrage. *Centralbl. f. Gyn.*, 1901, n° 40, p. 1111.

Hoche, Lésions histologiques du foie et des reins. *Soc. méd., Nancy* et *Rev. méd. de l'Est*, 1er juillet 1898, p. 411.

Keller, Contribution à l'étude du sublimé. *Arch. f. Gyn.*, t. XXVI, p. 107.

Kivisch, *Beiträge f. Geburtsh.*, Wurtzbourg, 1846.

Knapp, Remarques cliniques sur l'Ecl. *Monatsschrift f. Geb. u. Gyn.*, mai-juin 1896, p. 365, 469.

Labusquière, De l'Origine microbienne de l'éclampsie. Contribution de H. Müller et Albert. *Annales d'Obst. et Gyn.*, juillet 1902.

Lambinon, Albuminurie et Eclampsie. *Journal d'accouchement de Liège*, 27 octobre 1901 et 8 juin 1902.

Lantos, *Arch. f. Gynæcologie.*

Launois et **Merlin**, *Journ. des Praticiens*, 4 septembre 1897, p. 563.

Lauradour, Th. Paris, 1890.

Laurendeau, Eclampsie puerpérale. *Union Méd. Canada*, août 1896, p. 453.

Leblond-Pilliet-Morel, *Soc. Anat.*, Paris, 1890.

Lecacheur, Th. Paris, 1899.
Le Clerc, *Soc. d'obstétrique*, Paris, 1898.
Lécorché et **Talamon**, *Traitement de l'Albuminurie et du mal de Bright.*
Lefloch, *Quelques remarques sur l'éclampsie puerpérale.* Th. Bordeaux, 1896.
Lewis (H.), Uremia in the process of child-bearing. *Amer. Journ. Obst.*, août 1898.
Löhlein. *Gaz. Gyn.*, 1881.
Lorini, Convulsione epileptiche, isteriche, coreiche ed eclamptiche. *Giornale per le Levatrici*, 31 mai 1897, p. 73.
Loriot, Chorée gravidique. *Obst.*, Paris, 13 janvier 1898.
Macé, *Quelques considérations sur les accès éclamptiques, principalement sur le cas diagnostic et leur traitement.* Th. Paris, 1898.
Manuel de Médecine.
Manuel des Quatre Agrégés.
Marinesco, Un cas de chorée mortelle chez une femme gravide. *Indépend. méd.*, 5 janvier 1898. *Frauenarzt*, 1898, Hft IV.
Martin, Th. Paris, 1876.
Massin, De l'Eclampsie. *Centralblatt f. Gyn.* 1895, n° 42, p. 1105.
Mathieu, *Des Démangeaisons considérées comme symptômes du Mal de Bright.* Th. Paris, 1882.
Maury. *Traitement de l'Eclampsie puerpérale.* Th. Paris, 1903.
Maygrier, Eclampsie puerpérale. *Journ. Praticiens*, 21 juin 1902.
Maygrier, Éclamptisme et Eclampsie. *Journ. de méd. int.*, 1er septembre 1901.
Maygrier et **Chavanne**, Observations d'éclampsie, Hémorragie bulbaire. *Obstétrique*, 1900, n° 2.
Molas, Th. Paris, 1897.
Massé, Th. Paris, 1879.
Müller, *Loc. citato.*
Newmann Dorlan, Rôle du foie dans l'éclampsie. *The americ. Journ. of Obst.* 1900, p. 369.
Ollivier, *Pathogénie de l'hémiplégie puerp.*, 1870.
Papillon et **Audain**, *Soc. anat.*, 1891, p. 353.
Patay, Albuminurie grave sans éclampsie (aphasie, hémiplégie). *Obstétrique*, 1896-97.
Peitavy, Th. Paris, 1893.
Perret, Éclampsie. *Obstétrique*, 1902, n° 2.
Petit, *Albuminurie des femmes enceintes*, 1876.
Pilliet-Delansorne, Lésions histologiques du foie et des reins. *Soc. anat.*, 1892.
Pilliet-Lestienne, *Nouv. Archives d'obs. et de gyn.*, 1889.
Pinard, *Congrès de* 1900.
Pinard, *Leçon de Baudelocque*, 11 juin 1903 (inédite).
Porak, *Obstétrique*, Paris, 1889.
Potocki-Pilliet-Lestienne, Lésions du foie dans l'éclampsie avec ictère; leurs rapports avec les lésions hépatiques de l'éclampsie vulgaire. *Nouv. Arch. d'obst. et gyn.*, 1889.
Potocki, Perméabilité rénale chez les éclamptiques. *Bull. méd.*, 2 fév. 1898, p. 105.
Prestat, Th. Paris, 1835.
Prutz, Anat. pathol. de l'éclampsie. *Obst.*, 1898, p. 358.

Pye-Smith, *British Journ. of Dermat.*, 1895, p. 284.
Régy, Th. Paris, 1879.
Rendu, *Lavages utérins dans l'infect. puerp.* Th. Paris, 1879.
Ribbemont-Dessaignes et **Lepage**, *Tr. d'acc*[ts].
Ribbert, Néphrite glomérulaire. *Berlin. klin. Woch.*, 1887.
Richardière et **Thérèse**, Hyperthermie dans l'urémie. *Rev. méd.*, 1891.
Sauvagnat, *Intox. mortelles consécutives à des injections de sublimé et responsabilité médico-légale.* Th. Paris, 1901.
Savory, Éclampsie puerpérale. *Transact. of the Obstet. Soc. of London*, t. III, 1899.
Schauta, *Archiv f. Gyn.*, 1883, Bd XVII.
Schwab, Auto-intoxication gravidique et ses conséquences. *Arch. méd.* 1898.
Schwab, Observation. *Obstétrique*, 1896.
Schwohl, Contributions anatomo-pathologiques sur l'éclampsie. *Gyn. Gesellsch. zu Dresden*, 9 mai 1901.
Sebillotte, *Intoxication par le sublimé corrosif chez les femmes en couches.* Th. Paris, 1891.
Silvestre, Th. Paris, 1892.
Stroganof, Sur le traitement de l'éclampsie. *Congrès de 1900. Journ. d'obstétrique*, 1900, n° 5, p. 439.
Tarnier, *Traité d'asepsie et d'antisepsie*, p. 186.
Tarnier et **Budin**, *Traité d'accouchements.*
Duplay-Reclus, *Traité de chirurgie.*
Le Dentu-Delbet, *Traité de chirurgie.*
Charcot-Bouchard, *Traité de médecine.*
Brouardel-Gilbert, *Traité de médecine.*
Dieulafoy, *Traité de médecine.*
Valla Francesco, Per la casuistica della tetania in gravidanza. Milano, in *Obstétrique*, 1896-97.
Vaquez, Pression artérielle dans l'éclampsie puerpérale. *Soc. méd. des hôp.*, 29 janv. 1897.
Vaquez et **Nobécourt**, Pression artérielle dans l'éclampsie puerpérale. *Sem. méd.*, 3 fév. 1897.
Vinoy, *Traité d'acc.*
Vincent, Soc. scienc. méd. Lyon, avril 1888. *Lyon méd.*, juin 1888.
Wallich, *Soc. d'obst., gyn., pæd.*, 1901.
Wieger, *Gazette médicale*, Strasbourg, 1854.
Wilson, Cas de méningite à pneumocoque simulant l'éclampsie. *Transact. of the Obst. soc. of London*, janvier, 1902, p. 5.

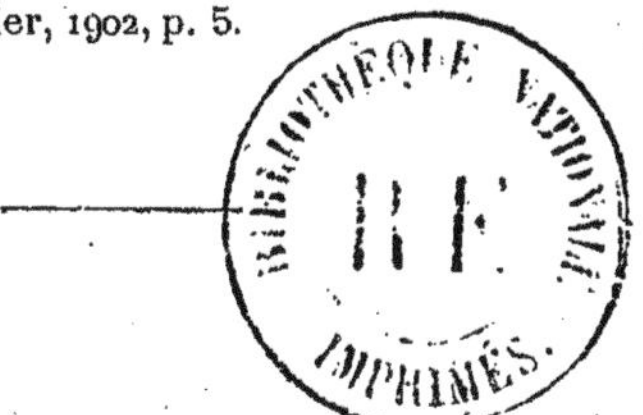

TABLE DES MATIÈRES

22-6-03. — Imp. E. Arrault et Cie

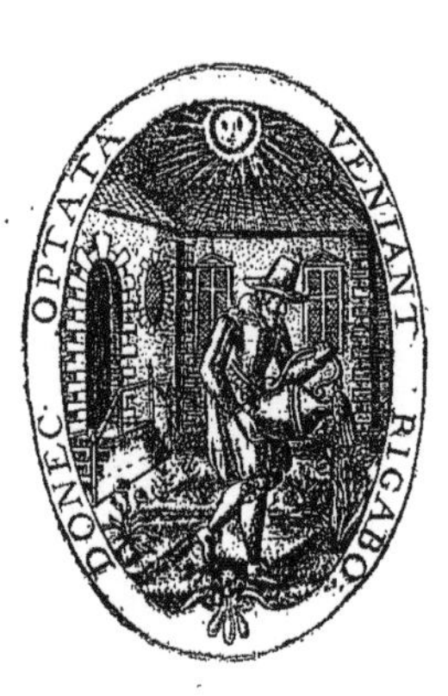

Tours, imp. E. Arrault et Cie.

www.ingramcontent.com/pod-product-compliance
Ingram Content Group UK Ltd.
Pitfield, Milton Keynes, MK11 3LW, UK
UKHW021153260726
13994UKWH00001B/430

9 782329 159188